これでスッキリ

「脱花粉症」

今年でお別れ、5つの法則

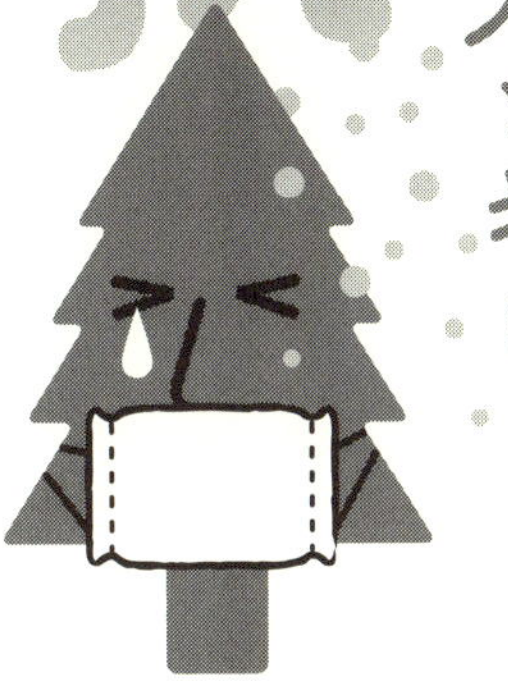

安部隆雄
Abe Takao

これでスッキリ「脱！花粉症」——今年でお別れ、５つの法則◆目次

序章

花粉症の意外な〝犯人〟

1 「茶のしずく石鹸」事件の衝撃

二〇一一年五月、ある一つの洗顔石鹸が衝撃的な事件を引き起こしました。その石鹸を使用している人の中から、アレルギーを発症する人が相次いだのです。

その石鹸はここ数年、女性を中心に人気を集めていた大ヒット商品でしたから、アレルギー症状を引き起こした人の数は決して少なくはありません。

アレルギーを発症した人たちは、小麦を使った加工食品を二度と食べられなくなってしまったのです。

この石鹸の名前は、「茶のしずく石鹸」。正しくは、旧「茶のしずく石鹸」といいます。厚生労働省が「小麦アレルギーに関する注意喚起、副作用報告の徹底等」を製造販売業者Y社に通

旧 茶のしずく石鹸（昨年 12 月 7 日以前販売分）を

まだお持ちのお客様へ

日頃より弊社商品をご愛用頂きまして誠にありがとうございます。

さて、茶のしずく石鹸のうち、昨年12月7日以前に販売しておりました加水分解コムギ末（水解小麦末）を配合した商品（以下、旧商品）につきまして、加水分解コムギ末（水解小麦末）に由来すると思われる小麦アレルギーとなり、その後に、小麦含有食品（うどん、パンなど）を摂取して運動した際に息苦しさやじんましんなどのアレルギー症状（運動誘発性アレルギー）を起こしたと考えられる例があるとの報告が医療機関よりなされています。

運動誘発性アレルギーは、小麦食品でも発生しますし、発生頻度は非常に低いものと考えられていますが、旧商品をお持ちのお客様におかれましては、念のため、旧商品を使わないようにお願いします。加水分解コムギ末（水解小麦末）を含まない新商品と交換または返品対応させて頂きます。

また、旧商品を使用していた方で、小麦食品摂取後に息苦しくなるなどの運動誘発性アレルギーを経験した場合には、速やかに医師にご相談ください。旧商品を使用した時に鼻水、目の周りのかゆみ、息苦しさ、じんましん、しっしんなどのアレルギー症状が現れたことのある方は注意してください。

なお、知人や同僚の方などと共同で購入されている場合は、共同購入された方にも上記の情報をお伝えください。

つきましては、お客様窓口（０１２０－×××－×××）までお気軽にご連絡ください。

なお、安心してお使い頂けるよう、現在販売しております新商品には、加水分解コムギ末（水解小麦末）は含まれておりません。

お客様窓口（午前９：００～午後８：００）

フリーダイアル　０１２０－×××－×××

（Y社ウエブサイトより。アンダーラインは筆者が記入）

図表1　Y社ウェブサイトより

知したことを受けて、同社は自主回収を行いましたが、同時にアレルギーを引き起こす成分を除いて、今度は安全な石鹸として販売を開始しています。

今では何事もなかったかのように、新「茶のしずく石鹸」として市場に出回っているのです。

二〇一〇年一月、国民生活センターから消費者庁に「『茶のしずく石鹸』の利用者六人がアレルギーになった」という報告が入ったことに端を発するこのアレルギー事件は、現在、この石鹸の使用者だけの問題として扱われているように思えます。アレルギー発症者に対して「気の毒な話だね。災難だったね」という報道が中心で、この事件の核心である重大なことを見過ごしています。

この問題は、旧「茶のしずく石鹸」の使用者だけの問題に留まりません。日本中で多くの人を巻き込んでいる身近な問題の本質と、その解決策を示唆しているのだということを見逃してはならないのです。

まずは、旧「茶のしずく石鹸」に関する問題点を取り上げてみましょう。

この石鹸は、「肌に悩む女性に大人気!」「洗顔料売上全国第1位」という宣伝文句と、有名女優を起用した「あきらめないで!」というフレーズのテレビCMが人気になり、二〇〇五年から二〇一〇年にかけて、延べ約四六七万人に対して販売されました。売上げ個数は、なんと、約四六五〇万個にも上る大ヒット商品です。

ところが二〇〇九年、この石鹸を使用した人の中からじんま疹が出たり、息苦しくなったりした人が現れ始めました。原因は、この石鹸に含まれていた「加水分解コムギ」にあったのです。「加水分解コムギ」とは、小麦のたんぱく質であるグルテンを水に溶けやすくするために、酵素や塩酸などを使って人工的に細かく分解したもののこと。これは非常に保湿性が高い成分で、泡立ちを良くしたり、しっとり感を出したりするため、多くのシャンプーや石鹸に使用されています。そう、実際はこの石鹸以外にも、この加水分解コムギを含んだ商品は世の中にたくさんあるのです。

それなのに、なぜ、この石鹸だけが問題になったのでしょうか?

旧「茶のしずく石鹸」のCMをご覧になった方はご存知だと思いますが、この石鹸の特徴は、手を逆さまにしても落ちないもっちり泡。このもっちり泡を作るため、旧「茶のしずく石鹸」は通常、分子量が一〇〇〇以下を使用することの多い加水分解コムギに、アレルギーを引き起こしやすい危険ゾーンとされる五万～六万の大きな分子量のグルパール19Sを使っていたのです。しかも、この含有量が〇・三％と他の製品に比べてとても高く、また、「メイクも落とせる」と二度洗いが勧められていたため、使用頻度も高くなっていたのです。

本来、口にするすべてのたんぱく質は、人にとって異種たんぱく質なので、アレルギーを引き起こす危険性を持っています。なかでも、三大アレルゲン（アレルギーを引き起こすもの）といわれる卵、牛乳、小麦をはじめ、そば、落花生、エビ、カニの七つは、特に重篤なアレルギー症状を起こす可能性の高いたんぱく質を含んでいます。

これらのたんぱく質を食品として口から摂取しても、胃や小腸で分解され、アミノ酸という最小単位になって吸収されれば、全く問題はありません。しかし、実際にはアミノ酸が数個結合したまま体内に取り込まれるものもあります。小腸粘膜にはアミノ酸の専用取り込み口以外に、アミノ酸が二～三個結合したオリゴペプチド専用の取り込み口もあるからです。すなわち、摂取したたんぱく質はアミノ酸やオリゴペプチドとして、それぞれの輸送系を介して小腸の上皮細胞を通過し、血中に吸収されているわけです。

このほか、比較的分子量の大きいペプチドの中には、輸送系を介して細胞内を通過するのではなく、細胞の間隙を通過していくものもあります。たんぱく質は人にとっては重要な栄養素なので、少々大きくても問題なく、そのまま血液に取り込まれるのです。

しかし、これが分子量一万（アミノ酸が約九〇個）以上になると、さすがに異物と認識されやすくなり、アレルゲンとなる可能性が大きくなります。

少々専門的になってしまいましたが、これが、旧「茶のしずく石鹸」の中に含まれている「加水分解コムギ」のたんぱく質がアレルギーを引き起こす〝元凶〟、すなわち、アレルゲンとなってしまった、この事件の真相です。

2　アレルギーはどうして起こったのか

国立病院機構相模原病院の福冨友馬先生は、「もともと小麦にアレルギーがある人が、この石鹸を使ってアレルギー症状が出たと思っている人が多いでしょうが、実際は違います。アレルギー体質のない健康な人がこの石鹸を使うことで新しく小麦アレルギーを発症しており、こうした現象はこれまで予想されていなかったことです」と話されています。

それでは、どうして小麦成分が入っている石鹸を使って、小麦の食物アレルギーになってしまうのか、そのメカニズムを考えてみましょう。

人の皮膚や、目、鼻、消化管、気管などにある粘膜は、細菌やウィルスなどの外敵から身を守るためのバリアとなっています。さらに粘膜の下には白血球による異物を排除する「免疫」という機能を持っています。これらは人が生まれながらに持っている自衛の力で、この免疫が正常に機能している限り、人体にとって危険な細菌やウイルスが体内に侵入してきても、それらを攻撃し、撃退することができます。この免疫機能のおかげで人は健康でいられるのですから、当然、この機能が低下すると病気にかかりやすくなってしまいます。

また、免疫機能が異常を起こして異物に対する反応が過敏になっても、人体にとって不都合な結果を生み出すアレルギーという症状になるのです。

旧「茶のしずく石鹸」事件では、毎日繰り返しこの石鹸で顔を洗うことで、目や鼻の粘膜、目のまわりの柔らかい皮膚のバリアを破壊し、そこへさらに加水分解コムギたんぱく質を塗り込んでしまうことが、アレルギー反応を起こさせてしまったのです。

先ほど、Y社ウエブサイトである図表1に「旧商品を使用した時に鼻水、目の周りのかゆみ、息苦しさ、じんましん、しっしんなどのアレルギー症状が現れたことのある方は注意してください」とあったように、軽いアレルギーの症状が見られるようになった人もいらっしゃるはずです。

「あれっ、石鹸があわないのかな」と一瞬思ったとしても、テレビで「あきらめないで！」と言っているし、「ご愛用のお喜びの声」を読んでもそんなことは書かれていないので、これがアレルギーによるものとは誰も想像しなかったことでしょう。

しかし一度、体がアレルゲンを記憶してしまうと、その記憶は消えることはありません。また、小麦アレルギーが目や鼻の粘膜や皮膚で成立したものであっても、いったん小麦アレルギーになってしまうと、小麦たんぱく質が腸から吸収され血液に入っただけで、アレルギー反応は全身で起こります。

この石鹸を使用することでアレルギー症状を起こした人たちは、小麦を食べた時にアレルギー反応を起こすようになってしまったのです。パンやパスタなどを食べただけで、強いかゆみや呼吸困難などのアレルギー反応が起こるのですから、患者さんたちは一体どれだけの精神的な苦痛を背負わされることになったのでしょう。

旧「茶のしずく石鹸」によって小麦アレルギー症状を引き起こした人の数は、厚生労働省が調査したところによると、二〇一一年一〇月一七日現在で四七一人。そのうち六六人は、救急搬送や入院が必要な重篤な症例で、一時意識不明に陥った例もあったことがわかりました。

その後、日本アレルギー学会はY社からの情報提供により、一一月四日現在で五六九人と発表し直しています。つまり、わずか二週間あまりの間に約一〇〇人増えてしまった計算になります。この石鹸は日本中で愛用者の多い大ヒット商品でしたから、これからもっと患者数が増えていくかもしれません。

またこの石鹸以外でも、他社製のシャンプーやトリートメントを使用した人の中から、同一一月一五日現在で七人のアレルギー症例が、厚生労働省に報告されています。

顔や髪を洗うための石鹸やシャンプーですから、当然、それを購入した人たちは、毎日、せっせと使っていたことでしょう。目や鼻という外敵にさらされやすい部分に石鹸やシャンプーが長期にわたって付着し続け、アレルギーを引き起こすかもしれない危険な成分が少しずつ体内へ染み込んでしまう様子は、想像するだけでゾッとします。いわば、目や鼻の「粘膜」というバリアをじわじわと破壊し続け、小麦たんぱく質が体内へ侵入していき、その結果、アレルギー反応という爆弾を「バンッ!」と爆発させてしまったのです。

3　アレルギーは対岸の火事ではありません

さて、この事件に対してあなたはどう思われますか。

「自分は小麦アレルギーもないし、ましてや、この石鹸も使っていなかったから、全然関係ない話だよね」

こんなふうに思う人が大半でしょう。

しかし、とても怖い話だと思いませんか。洗顔石鹸という毎日使うもので、アレルギーと全く無縁であった人たちが、実際に重度の小麦アレルギーを起こしてしまったのですから。

そしてその症状も、小麦を摂取した一〇分後には、まぶたが大きく腫れ上がり、鼻水が流れ出て、一時間もすれば完全に目がふさがってしまうほどひどいものだったのですから。

あれっ、この症状。何かに似ていませんか？

まぶたが腫れる、鼻水が止まらない……。

そう、花粉症の皆さんの症状とよく似ていませんか。

日本では北海道や沖縄を除くほとんどのエリアで、冬の終わり頃から春先にかけて、スギ花粉が猛威をふるいます。多くの人が、「かゆい、かゆい」といって目をかきむしったり、激しくくしゃみを連発したり、止まらない鼻水に悩まされたりしています。

すでに、「春といえば花粉症」というように、季語の一つとして使われているような感さえありますよね。きっとあなたは、「花粉症のつらい症状をなんとかしたい！」、そういう必死な想いでこの本を手に取られたのでしょう。

筆者自身、栄養学を教えている立場として、これまでも「食」や「栄養素」という見地から「アレルギー」、特に「アトピー性皮膚炎」の対応については、多くの人の相談にのってきました。

食事をしたあとにかゆくなる。無意識に皮膚をかきむしってしまう。薬を長年使えば皮膚が赤黒くなってしまう。人前に出ることがつらくなる。それだけ深刻な問題を抱えていらっしゃる人が多いからです。

しかし「花粉症」に対しては、真剣な質問を受けることがあまりありません。深刻さがないというよりも、花粉症の人は最初からあきらめ感が強いように思えます。スギ花粉が飛ぶ時期だけという季節的なものなので、その時期を乗り切れば一応、症状は治まります。その間、いくらつらくても薬で症状を抑えればどうにかなるからでしょう。

そんな中、旧「茶のしずく石鹸」の事件が起こりました。この事件は筆者にとっては衝撃的でした。もちろん花粉症発症の基本的な仕組みはわかっていましたが、こんなところに落とし穴があろうとは思ってもいなかったのです。

実は、この事件は、花粉症が発症する仕組みをはっきり明示してくれており、さらに、その予防法や改善策までも、私たちに教えてくれています。

花粉症は、「もう、それを宣告されたらなすすべがないよね」という、現代病や遺伝性疾患のような、重度な疾病ではないのです。ただ、今の日本の若者たちが普通の生活をしていれば、発症する可能性が非常に大きいものであることは断言できます。

花粉症の成り立ちがわかれば、それに対する手段や解決策の糸口がつかめたのも同然です。

本書では花粉症発症の仕組みとその原因、さらには花粉症とお別れするための具体策を説いていきます。

「四六時中、マスクやメガネを手放せない」「薬を飲むと眠くなる。でも、飲まなきゃ仕事が手につかない」といった花粉が飛ぶ時期特有の不快さに、もう悩まされることもなく、あなたはあなた自身のチカラで花粉症と決別することができるのです。

この本を手にされた今日が、花粉症とサヨナラするための最初の日。数週間後には、必ず目に見えて効果が現れていることでしょう。

第1章　花粉症の仕組みとその原因

登場人物
聴き手：三〇代独身男性。花粉症歴一〇年。出版社に勤める編集者。仕事が忙しく、運動はほとんどしていない。好きな食べ物はトンカツや唐揚げなどの肉類。
先　生：栄養学の先生。管理栄養士養成セミナーの指導歴三〇年。「私たちの体は食べたものでつくられている」を信条に、「健康サイクル」を提唱している。

1　花粉症は治るのか？

――先生、よろしくお願いします。実は私、今回のテーマ「花粉症」は当事者なのです。この企画、首を長くして待っていました。

最近は、本当に花粉症の人が多くなりましたね。

私は、管理栄養士を対象にした「健康サイクル」講座を全国で開催しているのですが、先日、話題がアレルギーに展開したので、ふと、思いつきで質問してみたんです。

「皆さんの中に、アトピーの人はいらっしゃいますか」

すると、パラパラと手があがりました。

「それでは、花粉症の人は?」

今度はどうでしょう、ザワザワと半分近くの手があがったのです。これには、質問した私の方がびっくりさせられました。

そこに集まっていらっしゃるのは、管理栄養士という国家資格を持った人ばかりです。免疫やアレルギーのことについてちゃんと勉強し、難関試験に合格した人たちなのです。もちろん、医療機関に勤務している人も多数いらっしゃいます。

そんな〝健康のプロ〟たちがこんなにも多く花粉症で困っていることに、私は唖然としてしまいました。

――免疫やアレルギーについてしっかり知識をもった人でも花粉症になってしまうとは……。それでは、日本中で花粉症患者が増えるのも当然ですね。

わが国には、花粉症に悩んでいる人はおよそ三八〇〇万人（全国の耳鼻咽喉科医とその家族を対象とした鼻アレルギー全国疫学調査二〇〇八）いると推定されています。本当にすごい数字ですよね。日本の人口の約三〇％もの人が苦しんでいるわけですから。

――花粉症とひと口にいっても、スギやヒノキ、ブタクサなどいろいろな植物が引き金となっているようですね。

花粉症は様々な植物によって引き起こされますが、それらのうち、もっとも多くの人を苦しめているのがスギ花粉です。花粉症患者の約九〇％が、スギ花粉が原因だといわれているんですよ。

――調べてみました。スギの花粉症が、わが国で初めて報告されたのは一九六四（昭和三九）年と、そんなに古い話ではないのですね。約五〇年前にはほとんど見られなかった花粉症が、現在、どうしてここまで広がってきたのでしょうか。

アレルギーの専門医はその質問に対して、次のように答えています。

①戦後の植林計画によるスギ花粉の増加
②ディーゼル車の増加、空気の汚れ、家ダニの増加

③ 寄生虫の減少による、抗体IgEの増加

これらの中でも、スギ花粉の増加を理由にする声がもっとも多く、そのため、「花粉症から逃れるには、花粉そのものから逃げること。つまり、花粉を寄せ付けないこと」という常識ができあがっています。

――確かに、スギ花粉が飛散する季節になると、日本中がマスクと花粉メガネで完全防備した人たちであふれますよね。

でも、実際は「秋の花粉症」といって、ブタクサをはじめ、いろいろな雑草も花粉症の症状を引き起こします。たとえば、三～五月はスギやヒノキ、五～七月がカモガヤ、八～一一月がブタクサというように、一年中、花粉は飛んでいますからね。

今はまだ、スギ花粉にしか反応しないとしても、そのうちカモガヤやブタクサにも反応してしまうようになるかもしれません。

スギ花粉の場合は風に乗ると七〇～八〇㎞飛ぶといわれていますが、雑草の花粉はせいぜい数㎞範囲ですから、影響はそんなに大きくはないと思います。とはいっても、一年中、外出するだけで、くしゃみが止まらなかったり、鼻水や涙が流れたり、鼻がつまってしまったりする人が増えることになりますよね。

――そうなると、一年中、マスクとメガネが離せない生活になってしまう、と……。一年中となると厄介ですね。

私は、テレビで「今日は花粉飛散量が多い」というニュースを見ると、必ずマスクをして出かけるようにしています。でも、目がかゆくなったり、くしゃみや鼻水がひどくなったりすると、どうしても病院や薬局へ駆け込んでしまいます。

そうでしょうね。花粉症に悩む皆さんは、同じように対処されていらっしゃると思います。

しかし、そのように「マスクやメガネで花粉を避ける」という消極的な方法や、「症状が出始めたら薬を飲む」という対症療法から、そろそろ卒業してはいかがでしょう。

考えてみてください。世の中には、花粉が飛んでいても平気な人の方が多いでしょう。かつては、あなたもその中の一人だったはずです。

それがある日突然、鼻水や涙が出始め、おかしいと思って病院に行くと、医師に「花粉症です。これはアレルギーの一種ですから治りません」と言われ、憂鬱な気持ちになったのではありませんか。

――その通りです。「ついに私も花粉症なんだ」と思いました。同時に「医者が治らないと言って

いるのだから仕方ないか」とも考えました。「もう、あきらめるしかないな」って……。

私たちの体は、理由のないことは起こりえないのです。たとえば、がんはがんになるような、高血圧は高血圧になるような生き方をしてきたために、結果として現れたものなのです。

したがって、あなたが花粉症になったのは、「花粉症」になる原因をあなた自身がつくってきたということを、まずは認識しないといけません。

「何を大げさな。花粉症は、花粉が大量に飛んだから起こったのだろう」と結論づけてしまっては、花粉から逃れる以外に、解決法は永久に見つかりません。なぜなら、多くの人たちは、花粉が大量に飛散していても、過去のあなたのように平気な顔をして生活しているからです。

――先生、おっしゃることはよくわかりますが、実際、ひどいときには目の裏をかきむしりたくなるほどつらいんです。この症状が一生続くと思うと、もう本当に憂鬱で……。花粉症になってしまった人は、もう治らないのでしょう？

花粉症は免疫機能のトラブルですから、完治は容易ではありませんが、花粉が飛んでいる中でも、平気な顔をして歩くことはもちろん可能ですよ。

私の前著『「脱！がんサイクル」のすすめ』（花伝社）や『「脱！高血圧サイクル」のすすめ』（花伝社）でもお話ししましたが、生き方の間違いや長年の食べ方の間違いなど、自分自身でつくってしまった病気は、その習慣を改めさえすれば必ず良くなるものです。
それなのに、患者さんや医師たちは何年、何十年かけてつくってしまった病気を、短期間で完治させようと躍起になったり、魔法の薬で一気に良くしようと考えたりするから無理が生じてしまうのです。時間をかけてつくってしまったものは、時間をかけて治せば良いのですよ。

2　花粉症は突然にやってくる！

――私の場合、社会人になった翌春に、花粉症になりました。どうして私がスギ花粉に反応してしまったのか、いまだによくわからないのです。

そうですね。花粉症はある日突然にやってきます。「ああ、花粉症になりそうだ」と感じることができるのなら、対応策もとれるのでしょうが、それもなく、急に発症するのが特徴です。

――そうなんです。何の前触れもなく急にくしゃみが出始め、涙や鼻水が流れ出しました。

花粉が飛んでいる中を歩いていても全く平気な顔をしていた人が、ある日突然、花粉症になる。一見、不思議な感じもしますが、実は、花粉症の仕組みを知れば納得できることなのです。
まずは、簡単に花粉症が発症する仕組みをお話しましょう。

先ほども言いましたが、花粉症がアレルギーの一つだということはご存知ですよね。しかし、アレルギーがどのような仕組みで起きるのか、正確に知っている人は、案外、少ないのではないでしょうか。

――はい。「免疫の暴走」だと聞いたことはありますが、その仕組みまではよくわかりません。

それでは、「免疫」という言葉の意味はどうでしょう。

――先生の書かれた『「脱！がんサイクル」のすすめ』に説明がありましたね。たしか、細菌やウイルスなど、体にとって有害なものから体を守ってくれることですよね？

そうです。「疫＝病気を」「免＝まぬがれる」と書くように、私たちの体には、空気や食べ物と一緒に侵入してくる病原菌やウイルスなどの異物を撃退し、病気にかからないようにする「免疫」というシステムが備わっています。実は、くしゃみや涙、鼻水も、これらの異物を体の外に排除しようとする、免疫反応の一つなのです。

異物を処理するには大きくわけて二つの方法があります。

一つは、異物を直接、「やっつける」という方法。そしてもう一つは、異物を「捕まえ、排除する」という方法です。

――なるほど。その場ですぐにやっつけるか、それとも、捕まえ動けなくしておいてから処理するか、という違いがあるんですね。

この免疫の仕事を行うのが白血球です。血液やリンパ液の中には白血球という細胞たちがいて、異物が入ってくると総力をあげてこれを迎え撃ちます。

白血球といっても、様々な種類があり、まず、「やっつける」グループにはマクロファージ（大食細胞のこと。血液中では「単球」ともいう）、好中球、ヘルパーT細胞、キラーT細胞、NK（ナチュラルキラー）細胞などがあります。

これらは、直接異物をムシャムシャ食べたり、活性酸素などを吹きかけて殺したり、異物に占領された細胞やがん化した細胞を破壊したりするものなので、「細胞性免疫」といいます。なかでも花粉症と深く関わってくるのは、マクロファージと好中球、それと、免疫の司令塔であるヘルパーT細胞です。

――なんだか難しくなってきましたね。

専門用語が出てくると、とたんに難しく聞こえるでしょう。でもこれは人の名前と一緒です。細胞たちの名前ですから、素直に覚えてあげてくださいね。

マクロファージは、血液やリンパの流れに乗って体内を巡りながら、悪者が入ってこないか始終、目を光らせています。ちょうど、警察官が町の中をパトロールするのと同じですね。

そして、細菌などの異物を見つけ、怪しいと思えば無差別にパクパク食べてしまいます。こうした行為を貪食《どんしょく》といいますが、同時に、貪食する仲間である好中球や他のマクロファージを呼び寄せる物質ケモカイン（遊走因子）を放出します。

――なるほど。無差別に食べられるのであれば、花粉成分も彼らによって消滅するわけですよね。そのため、花粉症の症状も起こらない、と。

そうです。しかし、彼らによって、毎回、すべての異物が処理されるわけではありません。次々と異物が侵入してくれば、目の前に異物がいたとしても「もう、食べられないよ」とでも言うように、あっさり見逃してしまいます。

そこで出番となるのが、第二の「捕まえ、排除する」グループです。

マクロファージは、いったん異物をパクパク食べてやっつけると、その異物のマークMHCを引き剥がし、近くのリンパ節にいるヘルパーT細胞へ手渡しに行きます。

――先生、マークってなんですか？

すべての細胞は、その細胞を個別に識別するための記号のようなものを持っています。いわば、身分証明のようなものですね。

「こんなものをやっつけました」と、マクロファージがヘルパーT細胞にやっつけた異物のマークを手渡すことを、「抗原提示」と呼んでいます。ちなみに、人間にもこうしたマークがあり、HLAと呼ばれています。

それから、ヘルパーT細胞のTとは胸腺（Thymus）の頭文字で、この細胞は、骨髄で生まれて心臓の前にある胸腺に行き、自分の細胞のマークと異物のマークの違いをちゃんと区別できるように訓練を受けた上級職のリンパ球です。

抗原提示を受けたヘルパーT細胞は、IL-4（インターロイキン）などのサイトカインを放出してB細胞に「抗体」をつくるように命令します。

このように、「抗体をつくれ」と命令するのがヘルパーT細胞、逆に、「抗体産生を止めろ」と命令するのがレギュラトリーT細胞です。これは、あとで出てきますから覚えておいてくださいね。

——わかりました。しかし、サイトカイン？　B細胞？　ますます難しくなってきましたね。

結構ですよ。ゆっくり聞いてください。

サイトカインの「サイト」は細胞という意味で、細胞が出す一種のホルモン様の生理活性物質です。これは、血液やリンパ液の中を移動している細胞同士の伝達方法で、「細菌を捕まえるための抗体を放出しなさい」と情報を流すのです。

それから、B細胞のBは骨髄（Bone marrow）の頭文字で、骨髄で生まれたリンパ球のことです。異物が侵入すると、それを捕まえる抗体をつくる役割を担っています。

さて、この異物を捕まえる抗体こそが第二の主役で、「体液性免疫」といいます。

――なるほど、「やっつける」あとは、「捕まえる」ということですね。

この抗体は専門用語で免疫グロブリン（Immunoglobulin：Ig）と呼ばれ、IgM、IgG、IgA、IgD、IgEの五種類があります。

ヘルパーT細胞から放出されたサイトカインを受けてB細胞は分化し、形質細胞となって、その異物に対応する専用の抗体を産生し、放出します。

――抗体によって、抗原を捕まえようというわけですね。

このB細胞は表面にIgMをくっつけています。つまり、抗原の数だけ、それに適合するIgMを持ったB細胞があるということです。

Ｂ細胞はサイトカインを浴びると、分化・増殖し、形質細胞に成熟します。この分化する途中で、IgMを持つＢ細胞はIgGを産生する形質細胞に変化するのです。これを、抗体のクラススイッチと呼んでいます。

――本来はB細胞の表面にIgMを持っていたのに、特定の抗原に対してはIgGという抗体をつくり出すようになってしまう、というわけですね。

ええ、そうなんです。

このIgGは、抗原とどんどん結合していきます。これを「オプソニン化」といい、結合することでマクロファージや好中球が食べやすい形になるのです。さらに、このオプソニン化によって、特に好中球の食欲が増してガツガツと食べ始め、抗原がどんどん処理されていくのです。

――うまくできているんですね。その他の抗体もクラススイッチされるのですか。

いい質問ですね。すべてのＢ細胞がIgGを産生する形質細胞に分化するわけではなく、IgAやIgEにクラススイッチしたり、IgMだけになったりする細胞もいるのです。この変身は、ヘルパーT細胞が送ってきたサイトカインの種類によって異なるといわれています。

今回のテーマは「花粉症」ですから、この点に注目してお話ししましょうね。私は大学でも楽しく学んでもらうために、様々な暗記法を授業にとり入れています。抗体の働きとして、IgEの場合「イー迷惑」と覚えてもらっていますが、花粉症のようなアレルギー、すなわち過剰反応を起こすのが、この抗体の特徴です。

詳しくはのちほどお話するとして、サイトカインの話に戻りましょう。

たとえば、ヘルパーT細胞からIL-4が放出されれば、IgGやIgEを産生する形質細胞に分化し、これが過剰に分泌されればIgEにクラススイッチされやすくなるといわれています。また、IFN-γ（インターフェロン）を浴びると、IgEのクラススイッチは少なくなるということです。

また同じインターロイキンでも、IL-5は、IgAクラススイッチを誘導するなど、多くのサイトカインが知られています。

――花粉症の発症にはIgEが関係するのですね。ということは、ヘルパーT細胞から放出されるサイトカインの違いによってIgEがつくられたり、止めたりできるということですか。

そう、このあたりも花粉症のキーワードですね。反応を止めるように働くのはレギュラトリーT細胞で、IL-10などのサイトカインを放出します。

――では、このシステムが正常に働いていれば花粉症は起こらないのでしょうか。花粉症の人は、IgEをつくる形質細胞にクラススイッチしやすい人ということですか。

このIgEはヒト免疫グロブリンの〇・〇〇一％以下と、極微量にしか存在していないのですが、花粉症を始めとするアレルギー疾患の人の血液中のIgE濃度は非常に高く、正常値の五〇倍から一〇〇倍、ときにはそれ以上になるという報告もあります。

これは遺伝によるものだとか、クラススイッチの仕組みがおかしくなっているからだとか、子どもの頃に頻繁に家畜と触れ合う環境で育った人は花粉症になりにくいとか、いろいろな考え方がありますが、どれも決定的なものではありません。

有力なものとして、ミュンヘン大学のエリカ・フォン・ムーチウス博士が行った、ドイツ、オーストリア、スイスの三ヵ国による大規模な共同研究があります。

アレルギーの子どもと、アレルギーでない子ども八〇〇人以上を対象として、生活している部屋のホコリを集めました。すると、アレルギーでない子どものマットレスからは、細菌が持つエンドトキシンといわれる成分が多く見つかったのです。

エンドトキシンは目には見えませんが、家畜のフンに多く含まれ、家畜小屋の空気中に大量に漂っています。この共同研究では、農家の子どもだけでなく、日頃、家畜と触れ合う機会の多い子どものマットレスからも共通して見つかりました。すでに、モンゴル健康科学大学のムンフバヤルラフ博士や、オーストリア、ザルツブルク大学のヨセフ・リーデラー博士らから、「農家の子や、家畜と触れ合う機会の多い子には、花粉症とぜんそくが極めて少ない」ことが報告されていました。そこで、この共同研究で見つかったエンドトキシンは、これを裏付ける結果となったのです。

子どもの頃に家畜と遊び、エンドトキシンを吸って育った人は、IFN-γをつくりやすいので、IgEのクラススイッチは少なくなるという研究もあります。

また、先ほど、ヘルパーT細胞からIL-4が過剰に分泌されれば、IgEにクラススイッチされやすくなるという事実があるとお話ししましたね。しかし私は、IgEが過剰に産生されるというよりも、この抗体産生を止めるように働くレギュラトリーT細胞の割合が少なくなるという考え方をしています。

――「IgEを積極的につくるからアレルギーになる」のではなく、むしろ、「IgEをつくるのを止めないから、アレルギーになる」ということですね。

抗体の産生を命じるヘルパーT細胞も、それを停止させるレギュラトリーT細胞も、ともに胸腺でつくられ、免疫の司令官として教育されます。ただこの胸腺は非常にデリケートな臓器で、マウスを二四時間金網に閉じこめると、その重量が約半分になるほど萎縮したというデータがあるくらい、ストレスにきわめて弱いものです。

そのため、ストレスが長く続けば、ヘルパーT細胞よりも活性寿命の短いレギュラトリーT細胞の方が先に弱ってしまうのではないかと考えています。

――なるほど。IgEのできやすい人が実際にいるということですね。ここまでのお話は理解できました。

それではどうしてIgEが花粉症を引き起こすのか、その仕組みについて教えてください。

花粉が飛ぶ時期に外を歩いていると、鼻や目の粘膜に花粉がくっつきますよね。本来、花粉は人体にとって有害なものではありません。昔から自然界に存在しているものです。しかし、鼻の粘膜固有層に存在するマクロファージがこれを貪食し、そのマークをヘルパーT細胞に抗原提示すると、全く無害な花粉成分に過剰反応してしまい、これを処理しようとしてIL-4をB細胞に向けて放出します。そして、B細胞は形質細胞に分化し、IgEをつくり始めます。

――アレルギーが「免疫の暴走」といわれる所以でしょうか。その際、抗体はIgGではなくIgEがつくられるのですね。

抗体というものは、ちょうどアルファベットのYの字のような形をしていて、その先端は異物を捕獲できるようになっています。そして、花粉成分に特異的に放出されたIgEは、鼻の粘膜にある「マスト細胞（肥満細胞）」の表面に次々と結合していきます。

実は、このマスト細胞には、ヒスタミンやロイコトリエンといった強烈な化学物質が大量に詰まっていて、スイッチが入ると、これらの化学物質を一気に放出して打撃を加えるという、独特な異物処理方法を用いています。

特に、ヒスタミンは「炎症物質」といわれ、体内に放出されるとまるで爆弾が破裂したように、ひどい炎症を起こしてしまうのです。

——くしゃみや鼻水、目のかゆみなども、ヒスタミンによって引き起こされた炎症というわけですね。

マスト細胞というダイナマイトに結合したIgEは、そのダイナマイトに火をつける起爆装置の役割をしています。単体ではYの字のような形をしているIgEですが、一つの抗原が二つのIgEをまたぎ、ちょうど橋を架けるような格好で捕獲されると、たちまちスイッチが入って爆発する仕組みになっています。これを専門的にFcレセプターの「クロスリンク」といいます。

——なるほど、二つのYを結ぶように抗原が置かれると、「ドカン！」といくのか……。

これは、裏を返せば、マスト細胞上にIgEが少量しか結合していないと架橋できないので、スイッチが入らないという安全装置にもなっているのです。少量であれば間隔が空き過ぎて、二つのIgEの橋渡しができないのでスイッチは入りません。スイッチを入れるためには、隣同士が橋渡しできるほどの大量のIgEが必要なのです。

先ほどお話ししましたが、IgEはヒト免疫グロブリンのわずか〇・〇〇一％以下しか存在していません。しかし、抗原の侵入が繰り返されることによって、IgEがつくられる量が飛躍的に増大される「獲得免疫」というシステムがあるのです。

B細胞は、ヘルパーT細胞からの情報をもとに、その抗原特有の抗体をつくりますが、すべてのB細胞が形質細胞に分化するわけではありません。その一部が、形質細胞の一歩手前で分化を止めてしまいます。これは「メモリーB細胞」といって、次に同じものが入ってきた時に速やかに形質細胞になれるよう、この抗原の情報を記憶しておくためのものです。同じ抗原が侵入するたびに、どんどん反応が速くなり、大量に抗体を放出できるメモリーB細胞が温存されていくのです。

そのため、何年にもわたってスギ花粉を浴び続けていたり、一気に大量の花粉を吸引したりすると、突然にスイッチが入ってしまうということになります。

――なるほど〜。「花粉症」がある日、突然に発症するのはこのためだったのですね。IgEが一気に放出され、マスト細胞上での間隔が狭くなり、花粉成分が二つのIgEを橋渡しすると、ここで初めて、「花粉症」といわれる症状が出現するのですね。

おわかりいただけましたか。

このマスト細胞から放出されたヒスタミンは、鼻や目の粘膜に存在する三叉神経を刺激し、くしゃみや鼻水、涙などの反応を引き起こさせ、次々とやってくる花粉成分の侵入を阻止しようとします。花粉症のつらい症状は、このヒスタミンによって起こされるのです。

――あれ、ヒスタミンって、たしかサバを食べたときにじん麻疹を起こすものでしたよね。

そうです。サバを食べたときに出るじん麻疹は、ヒスタミン中毒ともいわれています。ヒスタミンはアレルギー様食中毒を起こす物質として有名ですよね。

実は、私も学生時代にサバを食べてひどい目に遭ったことがあり、それ以来、サバを食べられなくなってしまいました。サバの美味しさは十分に知っていますので、食べようかなと何度も思ったことがありますが、あのじん麻疹のかゆさを思うと、箸が止まってしまいます。

これと同じように、花粉症の人が鼻水や目のかゆみというつらさから逃れるためには、花粉を取り込まないことがベストであると考えることは、よく理解できます。

しかし、サバを食べじん麻疹が出るのであれば、サバさえ食べなければすみますが、花粉が飛んでいれば、外出しなければよい、屋外で呼吸をしなければよい、というわけにはいきませんよね。

――すると、憎い真犯人であるIgEやヒスタミンをどうにかしなくては、花粉症で苦しみ続けなくてはならないというわけですね。なぜこんな厄介なものがつくられるのでしょう？　そもそもそれらが分泌されなければ、花粉症の症状は起こらないんですよね。

誤解のないように言っておきますが、IgEやヒスタミンは、決して悪者ではありません。確かに、くしゃみ、鼻水、目のかゆみはつらいものですが、本来、これらの物質はマクロファージでも処理しきれない、吸血ダニや寄生虫などの厄介な異物を排除しようとする重要な武器の一つなのです。

東京農工大学教授の松田浩珍先生は、IgEを産生できるネズミと、産生できないネズミを使い、産生できるネズミは吸血ダニを撃退できることを実証されました。吸血ダニから身を守る上で、IgEが有効な武器であることを明らかにされたのです。

――吸血ダニ！　名前からも恐ろしい感じがします……。

吸血ダニが一度皮膚に噛みつくと、ダニの体内が血液で満たされるまで、一週間にわたって血を吸い続けますが、同時にツツガムシ病、ライム病、日本紅斑熱などの病原体を媒介する可能性があり、最悪な場合、死に至ることもあります。

そこで皮膚の柔らかい哺乳類が獲得した免疫が、このIgEといわれています。

吸血ダニは人間の皮膚に噛みつくと、皮膚を溶かす酵素を出します。そこで、この酵素を抗原としてIgEが捕捉し、マスト細胞からヒスタミンを血中に放出させます。すると、この血液を吸い込んだ吸血ダニは逃げ出すか、ショック死をしてしまうのです。

つまり、IgEやヒスタミンは、一方ではなくてはならない有効な物質であり、一方では花粉症などを引き起こす原因となっているというわけです。

——**IgEやヒスタミンは、吸血ダニや寄生虫から身を守ってくれる大切なものであることはわかりました。しかし、私たちの多くは都会という、自然から隔離された環境の中で近代的な建物に住み、それらとはほとんど縁のない生活をしていると思います。**

そうですね。確かに近年の日本人は、自然の中で暮らすという過酷な状況がなくなり、快適で便利な生活を送れるようになりました。

実は、こうした生活環境の変化も、花粉症患者の増加と深い関わりがあるのです。すなわち、都会の中で副交感神経優位な生き方ができるようになったため、白血球の中でのリンパ球の割合が増え、それに比例してIgEもつくられやすい状態になっているということです。

――あっ、そうでしたね！　先生の前著にありました。新潟大学教授の安保徹先生のおっしゃっている「自律神経と白血球の法則」ですね。交感神経が優位になると好中球のような顆粒球が増加し、副交感神経が優位になるとリンパ球が増えてくるという……。

アレルギーを引き起こす抗原のことをアレルゲンといいますが、通常、アレルゲンは分子量一万以上のたんぱく質を指しています。たとえば、三大アレルゲンの一つである卵白のオボムコイドの分子量は二万八〇〇〇なので、アレルゲンになりやすいのです。

一方、スギ花粉からは、Cry j 1とCry j 2という二種類の主要アレルゲンが見つかっていますが、ともに分子量が四万の塩基性のたんぱく質ですから、アレルゲンになっても不思議ではありません。

スギ花粉は体内に入ったとしても、何ら害を及ぼすものではありませんよね。ところが、このスギ花粉たんぱく質は、吸血ダニが私たちの皮膚を噛むときに分泌する酵素たんぱく質と、非常によく似ているのです。そのためヘルパーT細胞は、それを排除しようとIL-4を放出して、B細胞にIgEをつくるよう指示します。こうして人体には全く無害な花粉成分を捕まえて、それにヒスタミンを浴びせかけるというシステムが働いてしまうのです。
さらに、副交感神経優位な人はもともとリンパ球が多い分、花粉成分に反応する確率も高くなりますね。つまり、無害なものに対して過剰なまでに免疫反応をしてしまう。これが、アレルギーを起こす仕組みです。

3　花粉症は「バリア機能」の低下が原因

――先生、堂々巡りしているようで申し訳ありませんが、IgEやヒスタミンが結果的につくられ、それが花粉症を引き起こすということは、真犯人は、やはり花粉ということになるのではないでしょうか。

そのために、「花粉症から逃れるには、花粉そのものから逃げること。つまり、花粉を寄せ付けないこと」という常識ができあがっています。
しかし私は、むしろその前の段階が大切と考えています。

――前の段階？

鼻や目には粘膜といって、異物が侵入してくるのを防ぐバリアが控えていることを見落とし

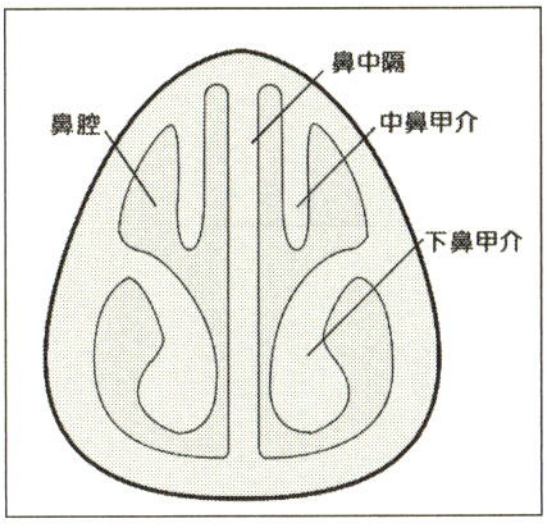

図表2　鼻の構造（正面）

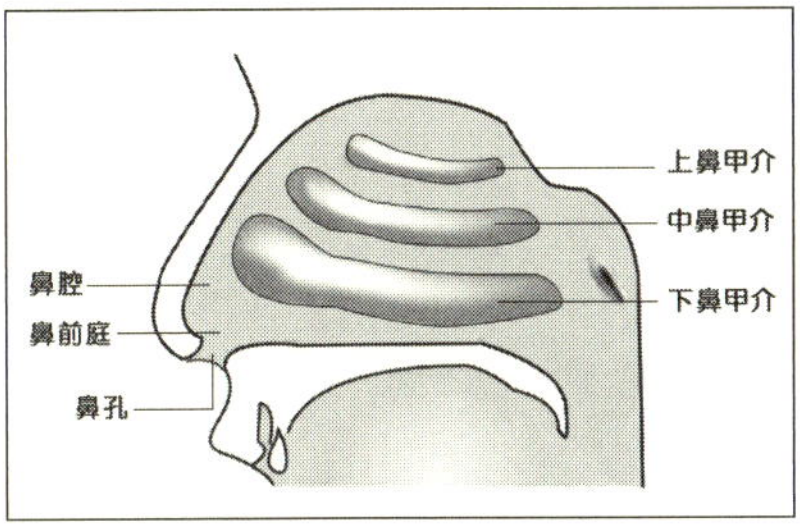

図表3　鼻の構造（側面）

てはいけません。そのためには、鼻や目の構造と役割を理解しておく必要があります。

まずは、鼻から簡単に説明しましょうね。図表2、図表3をご覧ください。

鼻は顔の外に見えている外鼻と、鼻腔からなり、気道の入口になっています。鼻の穴から見える鼻前庭には鼻毛や皮脂腺、汗腺があり、吸い込んだ空気中の大きなゴミを取り除く働きをしています。

また、鼻腔内は鼻中隔と呼ばれる、軟骨からなる中央のしきりによって左右に分けられています。そして、左右それぞれ鼻の穴の外側の壁から、鼻甲介と呼ばれる三つのヒダ（上鼻甲介、中鼻甲介、下鼻甲介）が張り出していて、空気の通り道の壁の表面積を大きくしています。

人が鼻で呼吸をすると、空気は鼻中隔と、中鼻甲介や下鼻甲介のわずか一～三㎜の隙間を縫うようにして喉へと流れて行くのですが、このとき、空気と一緒に吸い込んでしまったホコリや細菌、ウイルスなども肺へ流れてしまっては大変です。そこで、活躍するのが粘膜です。
鼻腔の内側をはじめ鼻甲介は、粘膜でおおわれており、吸い込まれた空気が肺に入る前に、空気中のホコリや病原体を除去するフィルターとして働いています。「粘膜」というと、表面がネバネバしたものを思い浮かべるかもしれませんが、実際、鼻粘膜の表面には、一秒間に一〇回前後激しく運動をする線毛という細く短い毛が、まるで絨毯のようにびっしりと生えています。
さらに、この鼻粘膜の中には鼻腺があり、たえず微量の粘液が分泌されています。つまり、粘膜の上を、常に粘液がおおっている状態ですね。粘膜の表面にある線毛に触れている粘液は線毛の動きによって、一分間に約一cmのスピードで、鼻腔の前から後ろへと動いています。鼻前庭を通過した空気中の小さなゴミ、ホコリ、細菌などの微生物は粘液に付着し、線毛の運動によって鼻腔の奥へ運ばれ、喉から痰となって出されたり、食道を通って胃に入ったりします。

――それではなぜ、風邪をひくと鼻水が流れ出るのでしょう。線毛は鼻腔の前から後ろへと動いているのではないのでしょうか?

風邪の場合はウイルスという強力な外敵です。あえて大量の鼻水を出すことによって、ウイルスを入口から追い出そうとしているのです。だから、鼻水が出るのがつらいからと、薬で無理矢理ストップさせてしまうのは良くありません。

一日に鼻腺から分泌される粘液の量は、約一ℓにもなります。この粘液の中には、リゾチームという細菌の細胞壁に含まれるムコ多糖類を加水分解する酵素が含まれており、微生物は溶かされてしまいます。さらに、マクロファージや好中球によって、花粉成分も非特異的に区別なく貪食されてしまいます。


――すると、鼻の粘液が正常に働いているうちは、花粉がどれだけ鼻の中に入ってきたとしても、ちゃんと処理されるというわけですね。

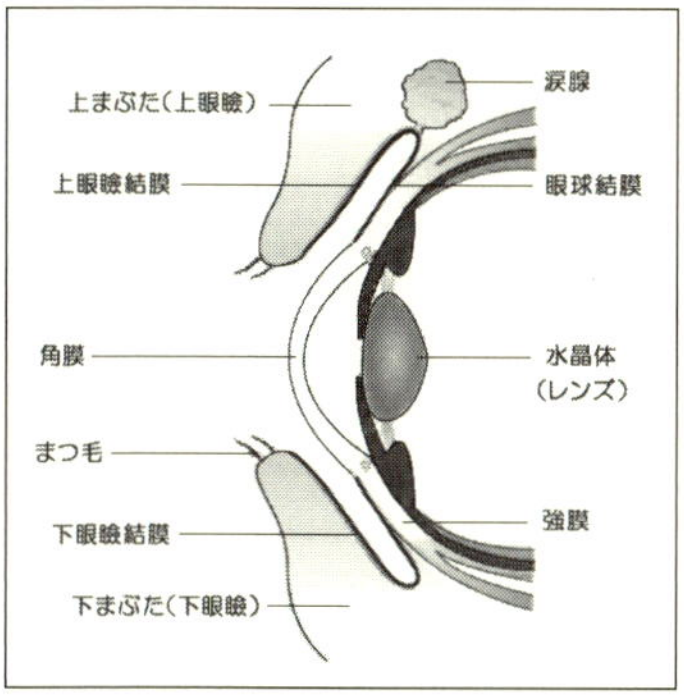

図表4　目の構造

そう、そこがこの話の重要なところです。

あわせて、目の構造についても簡単にお話しておきましょうね。図表4をご覧ください。

眼球を正面から見て、中央の黒目にあたるところを角膜、外側の白目にあたるところを強膜といいます。

次に、眼球を保護している部分がまぶた（眼瞼）ですが、上まぶたの裏側にある涙腺からは絶えず涙が分泌されていて、まばたきをすることで角膜表面を涙で潤し、眼球の表面に付着しようとするホコリや細菌、花粉などを洗い流しています。
また、まぶたの裏側をおおう粘膜である眼瞼結膜は奥で折れ曲がり、強膜表面をおおう粘膜である眼球結膜とつながっています。結膜とは眼球とまぶたを結ぶ膜という意味で、この粘膜から粘液が分泌されています。
目から花粉が侵入しようとしても、涙という分泌液によって洗い流される、というわけです。

――なるほど、目の場合も粘液というバリアがしっかり機能していれば、花粉の侵入を防げるということですね。

そうです。粘液は思っている以上に強力なものです。その粘液バリアの中にいる、さらに頼もしい味方を紹介しましょう。IgAという抗体です。

――IgA？　先ほど花粉症を引き起こすのはIgEとお聞きしましたが、同じ抗体の一つであるIgAは、花粉をブロックしてくれるのですか？

涙、鼻汁、唾液、気管支粘液、腸管粘液、母乳などのように、粘膜から分泌される粘液の中には、分泌型IgAという抗体が多量に含まれていて、抗原が侵入してくると、すばやくこれをからめ捕って体外へ連れ出します。つまり、皮下組織にいるマクロファージが抗原を貪食し、そのマークをヘルパーT細胞に伝える前に、IgAが抗原を排除してしまうということです。

――なんだか、颯爽と現れたヒーローみたいですね！

ははは、そうですね。IgAは、このような粘液の中にいて、微生物の侵入しやすい粘膜を守るので「局所免疫」といわれています。抗原が逃げないようにしっかりと包み込み、症状を起こすことなく体外へ流し出してくれるのです。

少々細かい話ですが、IgAには、Yの字型をした単量体である血清型IgAと、これが二つ結合した二量体の分泌型IgAの二種類があります。

主役となるのは分泌型IgAで、ウイルスに結合することで感染力を失わせたり、細菌が出す毒素を中和させたりするという「中和抗体」としての働きを持っています。先ほど、粘液の中には微生物を分解するリゾチームが含まれているとお話ししましたが、この二量体である分泌型IgAはリゾチームに溶かされない構造になっています。

ウイルスの感染力を失わせるとは、ウイルスと結合することで細胞への侵入を邪魔すること。どんなに危険なウイルスだって、細胞の中にさえ入らなければ何も怖くはありませんからね。花粉成分の場合も、それが粘膜から吸収される前に、IgAにからめ捕られて排出されてしまうのです。

――ということは、花粉が体内へ侵入しようとしても、粘液自体やその中にいるIgAという強力なバリアによって、マクロファージに貪食される前に体外へ排出されるということですね。

その通り。たとえ、病原微生物がそれらのバリアをすり抜けて皮下組織へ侵入してしまったとしても、今度はマクロファージや好中球が待ち受けていますから、実際、人の体は粘液と、その中のIgA、皮下組織ではマクロファージや好中球と、それらを助けるIgGという、三段階の防御策を持っていることになるのです。

――それは心強い！　でも、花粉成分はマクロファージに捕まってはマズイですよね。アレルゲンとして認識され、すぐにIgEが放出されてしまいますからね……。

あれっ、おかしいな。IgAも抗体ですよね。花粉成分が侵入場所でマクロファージに貪食されないと、抗原抗体反応としてIgAは分泌されないのではないのでしょうか。

さすがに、良いところを突いてきますね。もちろん分泌型IgAは、粘膜下にいるB細胞が形質細胞になって産生されるのですが、このB細胞は、腸管粘膜の「パイエル板」というリンパ組織からやって来たものです。

このパイエル板に存在する未熟B細胞は、分泌型IgAを産生する成熟B細胞に分化されるよう教育されており、ここから全身の粘膜に送り出されているのです。

私たちは絶え間なく呼吸を続けていますので、絶え間なく抗原は侵入してきます。そのために、常に粘液が分泌され、同時に分泌型IgAも放出されているということになりますね。

このあたりの詳しいことは、次章であらためてお話ししましょう。


――わかりました。ただ、このように粘膜という素晴らしいバリア機能があるのに、どうして花粉成分などが皮下組織まで侵入できるのでしょうね。


そこが、この話の重要ポイントなのです。しっかりと理解してください。

花粉症が発症するには、次の三つのことが考えられます。

一つ目は、「粘膜バリアの崩壊」です。バリア機能が正常であれば、花粉が侵入しようとしても粘液にからめ捕られ、体外へ排出されることになりますよね。それでも花粉が皮下組織へ侵入してしまったということは、この粘膜が損傷し、粘液が十分に分泌されていない可能性が高いといわざるを得ません。

二つ目は、「IgAの減少」です。通常は、粘液によって洗い流されずに残ってしまった花粉成分も、粘液の中に多量に存在するIgAの働きによってスムーズにからめ捕られるはずです。それがそのまま皮下組織へ侵入してしまったということは、IgAそのものの数が減っている可能性が大きいということです。

三つ目は、IgAでも対応できないくらい、「大量の花粉を吸引」してしまったということが考えられます。IgAがどれだけ迅速に対処しても、そのスピードや量には限度がありますから、その処理速度を超えるくらい大量の花粉が一度に体内へ侵入してしまったら、皮下組織で控えているマクロファージや好中球でも完全に貪食することは難しいかもしれません。

――これらのうち、どれか一つが起こっただけでも花粉症を発症する確率は高くなるということですか。

そうです。これらの中で私がもっとも重要だと思っているのは、一つ目の、粘膜バリアの崩壊です。鼻の粘膜に悪影響を及ぼす要因はたくさんあります。まずは、ストレス。ストレスを抱えた人は鼻の粘膜が弱くなり、簡単に花粉成分など異物の侵入を許してしまいます。

――あっ、確かに！　私が花粉症を発症したのは、社会人になった翌春でした。当時はとまどいも多く、残業も重なって……。

鼻の機能を良好にするには、自律神経である交感神経と副交感神経のバランスが大切です。交感神経は脳から出て鼻粘膜の血管の壁にまきつくように分布し、血流をコントロールしています。また、副交感神経は鼻粘膜の腺に分布し、腺からの分泌をコントロールしています。これらの二つの神経系のバランスにより、鼻は機能しているのです。

しかし、ストレスによって交感神経が優位になると、鼻粘膜の血管が収縮し、空気の通り道を広げるので多くの酸素を肺に取り入れることができますが、同時に異物が侵入しやすくなります。

また、体内の分泌物はすべて副交感神経によってコントロールされていますから、ストレスによって副交感神経の働きが抑えられてしまうと、粘液の分泌も悪くなってしまいます。その結果、交感神経の興奮による循環障害が続くと、鼻粘膜が乾燥し、細菌やウイルスに感染しやすくなるのです。もちろん花粉成分も侵入しやすくなります。

――先生、ニュースで見ましたが、最近は花粉で涙を流している犬や日本猿もいるそうですね。人間だけでなく動物にも花粉症があるのでしょうか。

犬や猿は動物の中でも人間に近い感情をもっていますから、なかにはストレスに弱い犬や猿がいても不思議ではないでしょう。

ちょっとしたことで他人にくってかかる人がいるでしょう。気の弱い臆病な人ほど自分の弱さを隠すために、上から目線でものを言い、人を小馬鹿にした態度を見せたり、時には攻撃的になったりするものです。よく吠える犬も同様です。臆病な犬ほどよく吠えますよね。

こんな犬を花粉の飛んでいるところで飼っていたり、室内犬でも花粉の飛ぶ時期にイヤヤ散歩させたり、よく吠えて行儀が悪いからと、しつけのために、山の中にある犬の訓練場へあずけたりすると、犬だって、花粉症になっても不思議ではないと思いますよ。

――確かに犬にもストレスがあるでしょうね。なるほど、そういう犬が花粉症になるのか……。犬だけでなく猿社会にも、ストレスに弱い猿が当然いるのでしょうね。

まぁ、これらは私の勝手な考えですから、獣医には一笑されるかもしれませんが、人目にふれない自然の中で暮らしている猿よりも、猿公園や動物園の餌付けされた猿たちの方が、かかりやすのではと思います。

花粉症はアレルギー疾患の一つですから、犬のためのペットフードや猿に与える餌の中に、アレルギー症状を起こしやすい添加物などの化学物質が入っていることも考えられます。

――むむっ！　そうなると私の花粉症の原因は、ストレスや食事だった、と……。

そうかもしれませんね。

そのほかにも、鼻の粘膜に悪影響を及ぼすものとして、睡眠不足や冷えなどがあげられます。

りますす。

睡眠不足の状態では、鼻の粘膜に流れる血液が減少し、酸素や栄養素が十分に行き渡らなくなります。

睡眠は、副交感神経の正常な機能を保つのに重要です。副交感神経のバランスが崩れると粘膜が乾燥し、粘膜表層の粘液層がなくなり、さらに線毛機能も障害を受けるので、よりいっそう感染を受けやすくなります。十分な睡眠は重要な花粉症予防法の一つなんです。

また、体の冷えも血液を鼻の粘膜に十分送ることができなくなるので、花粉症の原因になります。つまり、鼻や喉の粘膜内の血液の流れを悪くし、粘膜表面の粘液層が薄くなるため、細菌やウイルスに感染しやすくなるのです。

——そんなにたくさんの要因があるなんて。それらが複雑に重なり合って、花粉症の要因となっているということですか。

鼻と喉の、いわゆる上気道は、気温や湿度の影響を受けやすいところです。特に冷気や乾燥は、鼻粘膜には最悪です。その他にも疲労、飲酒、喫煙、過食などもありますから、とてもデリケートなところといってもいいでしょうね。

しかし、それよりもっと大きなダメージを鼻や目の粘膜に与えてしまうものがあるのです。何だか、想像できますか。

――えっ、それよりもっと大きなダメージですか！　うーん、一体、何でしょうね。

きっとあなたも何気なくやっていることですよ。おそらく、朝、会社へ行く前の習慣になっているのではないでしょうか。

――朝の習慣？　えーと、私が朝やることは、トイレに行き、シャワーを浴びて、着替えて、朝ご飯を食べて……。

ほら、その中に答がありました。

正解はシャワーです。正確にいえば、シャワーを浴びる際に使う洗顔フォームやシャンプー、リンスが鼻や目の粘膜に大きなダメージを与えているのです。

4　粘膜バリアを壊す「界面活性剤」の恐怖

――石鹸やシャンプーに問題があるって、一体どういうことでしょうか!?

簡単にいえば、石鹸やシャンプーの原材料に、粘膜というバリアを壊す物質が含まれているということです。

おそらく、あなたも顔を洗うときには石鹸や洗顔フォームなどを使っているでしょう。また、女性の場合は年頃になると化粧をする習慣が始まりますね。そうすると、これまでは水などでバシャバシャ顔を洗うだけだったのが、化粧を落とすために過度の洗顔を行うようになるでしょう。

それから、今はこれもあたりまえのことになりましたが、一九八〇年代中ごろから「朝シャン」といって、会社や学校に行く前に、シャンプー、リンスをすることが始まりました。オシャレな男性であれば、あたりまえのように「朝シャン」をし、ドライヤーで髪型を決めるのではないでしょうか。

――私も洗顔やシャンプー、リンスは毎日行っていますよ。

そうですよね。昔は石鹸といえば固形が主流でした。顔や髪も固形石鹸を使っていました。それが今は、ほとんど液体になりましたね。顔を洗うのも、髪の毛を洗うのも、たいていの場合、液状のものを使っています。こうした商品には必ず強力な界面活性剤が入っていて、これが知らず知らずのうちに鼻や目の粘膜を壊してしまうのです。

特に朝の忙しい時間帯でのシャンプー、リンスは、十分なすすぎができません。多くの界面活性剤が頭皮や顔に残ることになります。

また、洗顔中や洗髪中に、それらの液体成分が鼻や目に流れ込むことはありませんか。これは汚れである油分を落とすだけではなく、皮膚への浸透作用がとても強いものです。界面活性剤は私たちが考えている以上に強力です。

――界面活性剤？　汚れを切り離すものという認識くらいで、詳しくはわかりません。一体、どんな物質なんでしょうか？

ひと言でいえば、水と油を仲良くするために使われるものです。ご存知のように、水と油を混ぜようとしても、仲が悪く、分離してしまいますよね。そこで使われるのが界面活性剤。これは水の好きな親水基という手と、油の好きな親油基（疎水基）という手を両端に持っていて、水成分と油成分を結び付ける働きがあります。

わかりやすい例として、ドレッシングをイメージしてみてください。通常、ドレッシングを使用するときは、食酢と食用油をよく混ぜ合わせて作りますよね。でも、酢と油を加えただけでは、簡単に混ざりません。そのため、シャカシャカと激しくかき混ぜ、両方を馴染ませることが必要ですが、そのまま放っておくと、すぐに元通りの二層になってしまいます。

――だから、使う前に再びよくかき混ぜてから使います。

それでは、マヨネーズはどうでしょうか。酢と油が使われているのに分離しませんね。これは、マヨネーズを作るときに加える卵黄中のレシチンが酢と油をくっつけ、離れないようにしているためです。これを乳化といいますが、界面活性剤と同じ働きをしています。

――卵の黄身に界面活性作用があるのですか。そうなると、自然界にも界面活性剤が存在するということになりますよね。

その通り、界面活性剤とひと口にいっても、実は様々な種類があります。

卵黄のようなものであれば人体に悪影響を与えることはありませんが、特に、石油から人工的に作られる合成界面活性剤は注意しなければなりません。実は、この合成界面活性剤はシャンプーやリンス、洗顔フォームのほか、台所用洗剤や洗濯用洗剤、化粧品、ハミガキ、口中洗浄剤、トイレ用洗剤など、幅広く使われているのです。

――えっ、そんなにたくさんのものに合成界面活性剤が使われているんですか！　でも、どうしてこの合成界面活性剤が鼻や目のバリアを壊す原因になるのでしょう。

それでは、あの旧「茶のしずく石鹸」が引き起こした事件を使ってご説明しましょう。

二〇一一年一一月一五日の朝日新聞には、「症例は、全身の腫れや呼吸困難など。小麦アレルギーが元々なかった人も、アレルギーの原因物質が目や鼻の粘膜などに毎日少しずつ付着することで、発症することがあるという」と書いています。

異物の侵入を防ぐ粘膜という大切なバリアを、石鹸によって繰り返し壊してしまった。そこに高頻度に小麦たんぱく質をせっせと擦り込んでしまった。これが、この事件の要点です。

さらに同日の産経新聞では、「厚生労働省によると、原因物質の可能性があるのは、茶のしずく石鹸に含まれていた保湿成分『グルパール19S』。小麦に酸を加えた『加水分解小麦』と呼ばれる原料の一種だ。グルパールは他の加水分解小麦と比べ分子サイズが大きいといわれる。サイズの大きい物質の方が免疫反応を引き起こしやすいため、利用者の皮膚などから体内に吸収された際に小麦アレルギーを誘発。その後、パンやうどん、パスタなどの小麦製品を食べると、アレルギー症状が出るようになったとみられている」とも書いています。

——怖いことですよね。きれいになろうと一所懸命に洗顔したことが、アレルギー症状を招いてしまったなんて。

実は、花粉症もこれと同じ仕組みで起きているのです。すなわち、石鹸を鼻や目の粘膜に接触させることで、大切なバリア機能を壊してしまうことに原因があるのです。

粘液を消失させ、むき出しとなってしまった粘膜に、高頻度にスギ花粉を付着させると、そのたんぱく質成分がアレルゲンとなってしまいます。バリアが壊れていますから、当然、IgAも減少しています。そのため、本来IgAによって花粉が上手く処理されるべきところを、IgEによって捕獲されてしまいます。たとえ少量の花粉でも、これを繰り返すことでIgEがつくられやすくなり、爆弾のスイッチが入ってしまったというわけです。

――本来なら、鼻の粘膜というバリアで捕まってしまう花粉が、バリアが破壊されてしまったため、容易に体内へ侵入することができるようになった。その結果、花粉症というアレルギー症状を引き起こすようになった。そのバリアを壊す最強のものが、洗顔や洗髪の際に用いる石鹸やシャンプーにあるということですね。

その通りです。しかし、先ほどお話ししましたように、石鹸よりも強力なのは洗顔フォームや、シャンプーなどの合成洗剤、正式には「合成界面活性剤」です。詳しくは第2章で説明しますが、一九六五年に液体シャンプー、一九六八年には男性用シャンプー、一九七〇年にはリンスが発売されました。

そのシャンプーの消費量が爆発的に増えたのは一九八五年ごろです。朝、シャンプーをしてから通勤、通学する「朝シャン」が若い女性に流行しました。その後、オシャレな男性もごくあたりまえのように「朝シャン」派になっています。

――シャンプーなどの消費量の増加と花粉症患者数の動向と、相関関係があるのですか。

図表5をご覧いただければ、一目瞭然ですよね。花粉症患者数とシャンプーなどのきれいな相関関係が見えるでしょう。

花粉症に目を向けると、一九六四年に最初のスギ花粉症患者が報告された後、一九八〇年代に入ってからは、猛烈なスピードでスギ花粉症患者数が増加しています。

シャンプーやリンス、洗顔フォームなどには石鹸（固形石鹸や液体石鹸）と違って、石油から作られた合成界面活性剤が入っています。強烈な脱脂作用をもつ合成界面活性剤は、一滴で油汚れを落としてしまうくらいですから、簡単に皮膚の皮脂膜を剥がしてしまい、容赦なく皮膚内部に浸透していきます。台所用洗剤を原液のまま繰り返し使えば、手指に主婦湿疹を起こしてしまう人もいるほど、その成分は強烈なものですから、この原理についてはよくおわかりになるでしょう。

シャンプーに含まれている合成界面活性剤の配合率は、台所用洗剤と同じ二六～二七％となっています。頭皮に台所用洗剤を原液のまま、直接振りかけているようなものです。テレビコマーシャルからは想像もつかないような危険なことが、毎日繰り返されていることを知らなければなりません。

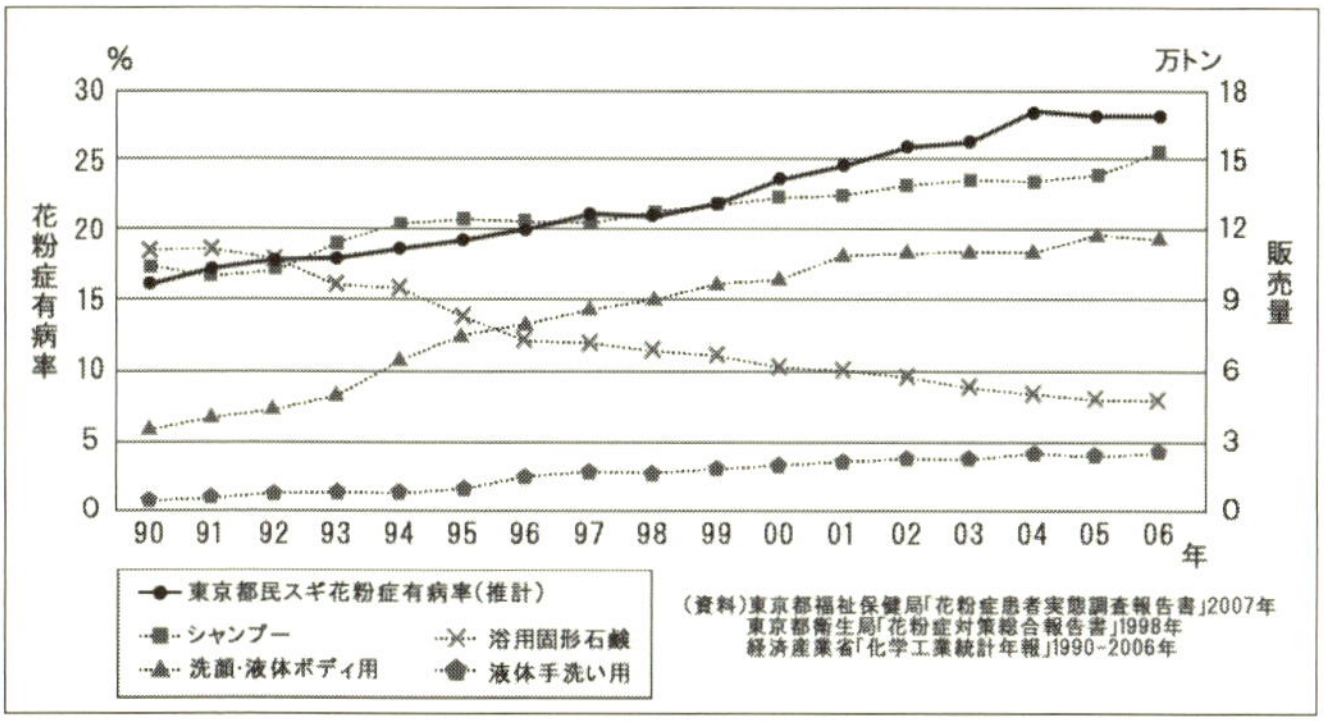

図表５　花粉症とシャンプーなどの関係

——なるほど、先生のお話で、花粉症を引き起こす要因となったものは、合成界面活性剤によって鼻や目のバリアが破壊されたことだと、よく理解できました。毎日、何気なく行っていた習慣が、花粉症につながっていたとはショックです。

花粉症の人たちの多くは、知らず知らずのうちに「花粉症になる生活」を送ってきたのだと思います。すべての病気に原因があるように、花粉症にも花粉症になるための原因があるのです。

一般的にいわれている通り、花粉症を「完治させる」ことは簡単なことではないかもしれません。また、一朝一夕で解決できる問題でもないかもしれません。しかし、「何のために花粉症を治したいのか？」と考えてみると、それは、「花粉が飛散している時期でも、マスクやメガネをつけず、平気な顔をして外出したい、おもいっきり仕事や勉強をしたいから」ですよね。そういった意味でいえば、花粉症の症状を抑えることは難しいことではありませんよ。

――えっ、本当ですか！　マスクやメガネ、薬を使わない生活に戻ることができるのですか。

お話してきましたように、免疫機能は花粉というアレルゲンのマークをしっかり記憶していますので、その記憶を完璧に消去することは今のところできません。

しかし、花粉症の患者さんとしては「アレルゲンの記憶まで消す必要はない。たとえ花粉が体内へ侵入してきたとしても、花粉症の症状さえ出なければ良い」のではないですか？　そうすれば、花粉症の時期でもかつてのあなたがそうであったように、平気な顔をして外を歩くことはできるはずです。もちろん、長い習慣の末に発症したものですから、今日、すぐに良くなるものでもありませんが、その習慣を改めれば良くならないはずはないのです。

――うれしいお話です。これこそ本当に「あきらめないで！」なのですね。花粉症と診断されたときは、もう一生治らないものだとあきらめていました。なんだか、希望が見えてきました。

何度もお話したように、原因のない病気はないのです。肥満の人は、肥満になるような生活をしているため肥満になった。高血圧の人は、高血圧になるような生活をしているため、高血圧になったのです。

ということは、そうした生活を改めれば健康に戻れるということになりますよね。その病気になってしまった原因がわかっているのですから、その原因を改めさえすれば、健康という原点へ戻るのも難しいことではありません。花粉症だって、これと同じことなのです。

花粉症が良くなる方法については、さらに、第2章と第3章で解説していきましょう。薬という化学的な対症療法とは異なりますから、効果は数時間後に現れるというものではありません。しかし、体調の変化はゆっくり、着実に見えてきます。

体に負担をかけず、持続可能なかたちで花粉症とお別れすることができるのですから、本当に花粉症をなんとかしたいと思っているのであれば、早速生活に取り入れてみてください。早ければ数週間後には、確実に体が変わってきていることを実感できるはずですよ。

コラム

Q 花粉症の時期に、甘いものは止めたほうがいいの？

A Yes。砂糖自体は決して悪いものではありませんが、どうしても多く摂りやすいものです。急激な血糖値の上昇は自律神経のバランスを乱しやすいため、避けたほうが良いでしょう。

ケーキやお菓子を食べると、ふっと緊張が抜けて幸せな気持ちになりますよね。それは、甘いものを食べると副交感神経が優位になるため。それまで交感神経優位でイライラしていたのが、甘いものを食べることによって一気に副交感神経優位の状態になり、たちまち気分が良くなります。

しかし、花粉症になりやすい人はもともと副交感神経が優位になりやすい人でしたよね。そういう人が甘いものを食べると、さらに副交感神経を刺激しますので、ますますリンパ球が増えて、花粉症の症状も悪化しやすくなります。

また、大量の砂糖は血糖値を一気に上昇させますので、普段よりもインスリンを多めに分泌させることになります。そのため、血糖値を必要以上に低下させてしまい、低血糖状態を招きます。低血糖も体には危険なので、今度はストレスホルモンであるアドレナリンが分泌され、血糖値を正常化させようとするのです。

このように、血糖値はまるでジェットコースターのように変動し、さらにアドレナリンによってイライラが募ります。

これらは体にとってはストレスですから、交感神経を優位にし、花粉症の症状を悪化させてしまうのです。

したがって、花粉症の時期は、甘いものを控えた方が賢明でしょう。

第2章 花粉症とお別れするための五つの法則

——花粉症の時期になると、いつも病院へ駆け込んで薬を処方してもらうのですが、どうも、薬が苦手で……。すぐに眠くなったり、頭がモヤモヤとした感じになるのが嫌なので、本当はできるだけ薬を使いたくないんです。

きっと、同じ悩みを持っている人も大勢いらっしゃると思いますよ。現在、病院などで処方される薬は即効性があり、花粉症の不快な症状をすぐに抑えることができます。その反面、眠くなったり、ぼーっとしたり、激しく喉が渇いたり、といった副作用も持っています。

花粉症の患者さんとしては、そうした副作用を覚悟してでも症状を抑えたい、という思いが強いのでしょう。

——そうなんです。本当に、この時期だけは憂鬱でしかたなくて。

くしゃみ、鼻水、鼻づまり、目のかゆみといった花粉症の四大症状は、耐え難いものでしょう。どうしても薬に頼らざるを得ないときもあるでしょうね。
しかし結局のところ、薬は一時凌ぎでしかありません。一定時間が経過したら、またつらい症状は戻ってきますよ。現在、花粉症に対しては対症療法が主流です。薬でとりあえず不快な症状を抑えようというだけで、「治す」という選択肢はありません。その上、症状を抑えるために新たな副作用という問題を招きます。「クスリもリスク」になるのですよ。

――正直なところ、薬を飲むことも億劫なのです。でも、大切な会議のときなど、ずっとくしゃみをし鼻水を流しているわけにいきませんから、ついつい薬に手が伸びてしまいます。

先生のお話をお聞きして、花粉症を引き起こす原因は粘膜バリアの破壊、その真犯人は界面活性剤であることや、自律神経のバランスの乱れが、花粉症の症状を悪化させるのだということも理解できました。そこで引き続き、「薬に頼らず、花粉症の症状を抑える」具体的な方法についてお話しいただければと思います。

まずは、「花粉症はもう治らないのだ」と、あきらめないことです。
次に、これからお話しします五つの方法を、素直に実践してみることです。自分ができる範囲でかまいません。少しずつ生活の質が上がっていけば、必ず成果は目に見えてきますから。

法則　その一「シャンプーは三分以上すすぐ」

――先生、まずは界面活性剤の問題ですね。

そうです。これまでもお話してきた通り、シャンプーやリンスに含まれている界面活性剤が粘膜という鼻や目のバリアを壊し、花粉成分が体内へ侵入するのを許しているのです。それなら、そうした界面活性剤を使わなければバリアも健全に保たれる、ということになります。簡単な理屈ですよね。

――実際、私も毎日シャンプーやリンスをしていますし、洗顔フォームで顔も洗っています。そうした行為が花粉症を招いていたのですね。

もちろん洗い方やすすぎ方にもよりますが、これらを使うときは、絶対に鼻や目に入らないよう、注意することが必要です。

水やお湯ですすげば当然、体にも流れ落ちてきますから、それらが溜まり付着しやすい腋の下や、肘・膝の内側のバリアを破壊してしまうという危険性もあります。そうなれば、皮膚に湿疹やアレルギーなどの症状を引き起こしてしまう可能性だってあるのです。

たとえば、シャンプーを使ったあとに髪の毛をすすぐとき、おそらくシャワーをお使いだと思いますが、どのくらいの時間をかけて洗い流していますか。

——えーと、三〇秒くらいですね。長過ぎますか？

いえいえ、反対です。少なくとも三分以上は、しっかりとすすがなければなりません。実際は、二分程度のすすぎでもかなり残留するといわれていますから、完全にシャンプーやリンスなどの成分を落とし切るには三分以上、時間をかける必要がありますよ。

シャンプーやリンスには、合成界面活性剤以外にも人工香料をはじめ、様々な危険物質が入っています。これらが少量ながらも髪や地肌に残ってしまうと、合成界面活性剤の浸透力によって、ジワリジワリと粘膜から侵入する可能性があります。頭皮に湿疹ができるのはそのためです。

——すすぎに三分！　そんなに時間をかけないとダメなんですか。

現実的に、それだけ時間をかけてすすいでいる人は、ほとんどいないでしょうね。特に、朝、髪の毛を洗う人はそれほど時間の余裕もありませんから、さっとすすいでおしまい、というのが実情ではないでしょうか。

しかし、それでは完全にシャンプーなどに含まれている危険物質を洗い流すことはできていないということを、しっかり理解しておくべきです。

――目に見える泡が消えたからといって、成分まできれいに洗い落とせたわけではないのですね。

たっぷり時間をかけて丁寧にすすぐことができれば、まだいいかもしれませんが、実際、完全に成分を洗い流すことは困難です。きちんと洗い流すことができていないのに、翌日にはまた残留成分が浸透し、蓄積していくのですから、その怖さは容易に想像できるでしょう。

もう少し話を掘り下げてみましょうか。石鹸と合成洗剤の違いは何だと思います？

――まず、石鹸は顔や手、体を洗うものですよね。一方、合成洗剤は台所で食器を洗ったり、洗濯機で衣服を洗ったりするときに使うもの、と思いますが。

「石鹸は人体用で、合成洗剤は人体以外に用いるもの」ということですね。

しかし、シャンプーやボディソープなどは、台所で食器を洗うときに使う合成洗剤と、たいして違いはないのですよ。

――えっ、そうなんですか！　台所で食器を洗うときに使う洗剤の方が強力な印象があります。だって、台所用洗剤をゴキブリなどにかけると死んでしまうといいませんか。

ええ、確かにそんな話も聞きますね。

合成洗剤が汚れをすぐに落とすことができるのは、その中に含まれている界面活性剤が働くためです。先ほどもお話した通り、界面活性剤とは水と油を仲良くさせるものです。界面活性剤の分子はマッチ棒のような形状をしていて、マッチ棒のふくらんだ部分を水になじみやすい親水基、軸の部分を油になじみやすい親油基といいます。

――界面活性剤は水にも油にもなじみやすい性質を持っているというわけですね。

界面活性剤を水に入れると、マッチ棒の軸にあたる親油基が油汚れの周りにつき刺さり、それをぐるりと囲んだ状態になります。すると、マッチ棒の頭にあたる親水基が周りの水によって引っ張られ、油汚れが離されてしまうのです。水だけでは落ちない油性の汚れも、界面活性剤が入ることによって、汚れと、繊維や髪の毛との境界面に働く力が弱くなり、引き離されてしまうのです。

――ああ、そういえば台所用洗剤のテレビコマーシャルで、油汚れが見る見るうちに食器から引き離されていく様子を見ますよね。あれが、界面活性剤の働きによるものなのですね。

そう、一瞬のうちに油汚れを引き離すでしょう。それくらい、界面活性剤は油分を引き抜く力、すなわち、「脱脂力」が強い成分なのです。

しかし、この「脱脂力」が問題です。あのテレビコマーシャル通りの力が、人の皮膚で働いたらどうなるか、想像してみてください。

――そうですねぇ……。間違いなく体に悪そうです。

皮膚は、皮脂膜という保護膜で被われていますが、そこに強烈な脱脂作用をもつ合成界面活性剤が付着すると、保護膜を壊すだけではなく、容赦なく皮膚内部に浸透していきます。浸透性を高めるのも界面活性剤の機能ですから、体内への浸透を防ぐことはできません。

また、合成洗剤の特徴はどれだけ薄めても、界面活性作用が続くことにあります。ですから、合成洗剤は皮膚の保護膜を引き剥がし、血管内に取り込まれて体中を巡り、全身の細胞レベルで異常を引き起こす可能性だってあるのです。

――えっ、そんな危険な物質が体中に散らばっていくのですか。

合成洗剤を多用する美容院や、給食センター、ファミリーレストランの洗い場などでは手の荒れている人が多いことに気づきませんか。これも、合成洗剤の強力な脱脂作用の結果です。水洗いだけでは、あんなにひどいひび割れは起こしませんよ。

脱脂作用で皮脂膜がなくなると水分が蒸発しやすくなり、皮膚がカサカサになります。保護膜をなくし、むき出しになった皮膚の細胞にさらに合成界面活性剤が作用し、たんぱく質が変性するため、手荒れを起こしてしまうのです。

手が荒れているところへ、繰り返し合成洗剤を使い続けるのですから、いつまでたっても状態は改善しません。さらに、ひび割れが生じる、ブツブツと小さな丘疹ができる、血がにじむ、指紋が消える等々の皮膚障害を起こします。どんどんひどくなる一方です。

――主婦湿疹というのもそうでしたね。そのように強烈に手を荒らす合成洗剤と、シャンプーやボディソープはたいして違いはないとおっしゃっていましたが。

その通りです。シャンプーやボディソープは、食器を洗うときや洗濯をするときに使う合成洗剤を、頭や体に直接原液のままふりかけているようなものです。

シャンプーには界面活性剤のほか合成香料や防腐剤、コーティング剤など様々な助剤が配合されています。なかでも、合成香料の大半は石油が原料で、強力な毒性を示します。そんな危険な成分を毎日、頭や体の敏感な部分にふりかけていたらどうなるか。結果は容易に想像できますよね。

――でも先生、「一〇〇％植物原料」や「オーガニック」などと書かれたシャンプー類も市販されていますよ。そういった商品は安全ではないのでしょうか。

残念ながら、たとえ「原料が一〇〇％植物」と書かれていても、すべて合成シャンプーであり、危険なものであることに変わりありません。その成分は台所用・洗濯用洗剤と同一のものなのですよ。

――では、シャンプーと名のつくものは、すべて危険だと思って間違いない、と……。

洗濯用洗剤の主要な合成界面活性剤であるＬＡＳ（リニアアルキルベンゼンスルホン酸ナトリウム）は、分解性が悪く、三〇日たっても約三〇％が分解されずに残り、界面活性作用を失いません。

一方、合成シャンプーの洗浄成分によく使用されるＡＥＳ（アルキルエーテル硫酸エステルナトリウム）はＬＡＳに比べれば分解性は良くなりますが、それでも分解されるのに九日以上は必要といわれています。この間はずっと界面活性作用が続きます。

シャンプーに含まれる合成界面活性剤の割合は二六～二七％で、そのほか助剤として、安息香酸、エデト酸塩、パラベン、ラノリン、サリチル酸、ジブチルヒドロキシトルエン、プロピレングリコール、合成香料などが含まれていますが、どれも安全上問題の多いものばかりです。

——そんなものを毎日使っていたなんて、かなりショックです。私が使っているものは、パッケージに「天然油脂を使った肌にやさしいシャンプー」と書かれていて、体にやさしいと思ったから選んだのですが……。

石油系でも、天然系でも界面活性剤に違いはありません。したがって「肌にやさしい」界面活性剤は、ありえないということです。

合成界面活性剤のシャンプーは、水やお湯で洗えばスーッと流れていきますから、一見、洗いやすく、落としやすいと思われていますが、実は分解しないでいつまでも界面活性作用が残っています。こうした残留成分が髪の毛を傷め、薄毛や抜け毛、白髪の原因となったり、皮膚障害を起こしたりしてしまいます。

——それでは、リンスはどうですか。合成洗剤やシャンプーと違ってリンスは泡立つわけではないし、危険性も少ないのかな、と思うのですが。

リンスの主成分には、髪への付着性が良いうえに、殺菌作用も強い陽イオン系界面活性剤の、塩化アルキルトリメチルアンモニウム、塩化ステアリルジメチルベンジルアンモニウムなどが使われています。

この陽イオン系界面活性剤は刺激や毒性が強く、髪と同様、皮膚や粘膜に対しても付着性が強いので、地肌に炎症や湿疹を起こすこともあります。本来、リンスは髪だけにつけるもの。決して、頭皮につかないように注意しなければなりません。

――ああ、ときどき頭皮がカサカサになったり、かゆくなったりするのも、リンスが原因かもしれないのですね。リンスをすると髪の毛がサラサラになるので、どうしてもシャンプーとセットで使わずにいられませんでした。

リンスを使うと、その直後は陽イオン系界面活性剤の作用で髪がしなやかになり、つややかで美しくなったように思えますが、実は、髪が乾いてくると、陽イオン系界面活性剤は剥がれやすくなるのです。そのとき、一緒に髪のキューティクルまで剥がれ落ちることがあります。付着性の良さが逆効果になるのですね。

さらに、リンスを繰り返して使用していくうちにキューティクルが少なくなり、髪はだんだんうるおいのないパサパサの状態になってしまいます。

――髪に良かれと思って使っていたものが、結局、髪に悪影響を与えてしまうなんて。

リンスと並んでトリートメント剤もありますが、これらの成分はほとんど同じで、トリートトメント剤を薄くしたものがリンスです。トリートメント剤は濃度が高い分、髪や地肌にたっぷり残り、悪影響を及ぼすと考えられます。

――そうすると、シャンプーやリンス、ボディソープなどは一切使わない方が良いということになりますね。

でも先生、第1章の中で「石鹸よりも強力なのは洗顔フォームや、シャンプーなどの合成洗剤、正式には『合成界面活性剤』です」とおっしゃっていましたが、そうすると、洗顔フォームやシャンプーなどを使うなら、石鹸を使う方がまだ良いということになるのですか。

実際は、石鹸も界面活性剤の一つなのですよ。詳しく言うと、合成界面活性剤には二〇〇〇～三〇〇〇もの種類があるといわれていて、それらのうち、脂肪酸ナトリウムと脂肪酸カリウムの二つだけを「石鹸」といい、それ以外の界面活性剤を成分とするすべての洗剤を「合成洗剤」と呼んでいます

脂肪酸ナトリウムから作られるのが固形石鹸や粉石鹸、脂肪酸カリウムから作られるものが液体石鹸で、もちろん、これらも界面活性剤の一種ですから油汚れを浮かせて取り除くという効果を持っています。しかし、どれだけ薄めても界面活性作用が消えない合成洗剤と違って、標準濃度の三倍以上に薄められると、急激に洗浄力を失ってしまうので、石鹸の方が安全なの

です。

たとえば、石鹸をスポンジにつけて体を洗い、そのスポンジを洗面器の中で絞ると、垢が水面に浮かんできますよね。それがボディソープでは、お湯は濁ったままで垢の姿は見えないでしょう。この垢は界面活性剤に取り囲まれたままお湯の中を浮遊しているのです。薄められても効果は消えないことがおわかりいただけますか。

――はい。違いはよくわかりました。でも、石鹸で顔や髪を洗うと、顔がつっぱったり、髪がゴワゴワになったりしますので、便利な洗顔フォームや、シャンプー・リンスを止めることができない人が多いのではないでしょうか。最近は香りの良いものも多いですしね。

なるほどね。習慣といいますか、オシャレで便利な生活からはなかなか抜け出せませんか。わざわざ髪のキューティクルをはぎ落とし、その上にリンスでコーティングする。本当に無駄どころか危険なことをしているわけですが、テレビコマーシャルなどで、モデルや女優さんが髪を風になびかせている姿を見ると、私もそうなりたいと思いますよね。

特に欧米人は日本人よりも髪が細いので、サラサラと風になびかせた感じになりますが、日本人の髪は少し太いのでそうはならないのが正常なのです。コマーシャルタレントの髪は本当に細い。ということは、細くなってしまうほど髪にかなりのダメージが与えられているのですよ。

——コマーシャルの美しい映像に、かなり影響を受けていますよね。最近では女性だけでなく、男性でも「サラツヤ」の髪が人気だといいます。

先ほどお話ししましたように、三分もかけて使用した合成界面活性剤を洗い落とすつもりなら、最初からブラッシングしながら、三分かけて丁寧にお湯で洗えばすむことですよ。普通の生活をしていて、合成洗剤をつけて毎日洗わなければならないくらい髪が汚れている人は、ほとんどいらっしゃらないでしょう。お湯で洗うだけで十分だと思いますが、女性にとっては嫌なものは嫌ですかね。

——髪の毛を洗う場合はそれでいいかもしれませんが、先生、洗顔の場合はどうですか。洗顔フォームではなく石鹸で顔を洗うと、どうしても顔の皮膚が突っ張る感じがしてしまいます。

そう。石鹸で顔を洗うとつっぱるということは、それだけ皮脂膜が落とされているわけです。ただ、顔と手の皮膚は、衣服に隠された部分に比べ厚いので、たまには固形石鹸で洗顔してもかまいません。少なくとも、鼻や目に入らないように、また目の周りは皮膚が薄く、皮脂膜も薄いので、洗い過ぎないようにしてください。

洗顔フォームやボディソープは、皮脂を簡単に取り除いてしまいますし、いくらお湯で流しても、界面活性剤が肌の表面に残留してしまいます。さらに角質層に浸透し、天然保湿因子を台なしにしてしまうので、使用は避けた方が賢明です。

化粧品を使わない男性は、たとえ固形石鹸で顔を洗って皮脂膜を落としてしまっても、しばらくすると皮脂腺から皮脂が出て、少量の汗と混じってバリアが復活します。

ただ、多くの女性は化粧品で肌や皮脂腺を傷めていますので、なかなか自然のクリームである皮脂膜ができにくいのです。洗顔後に乾燥してしまい、あのつっぱり感が残ってしまうので嫌なのでしょう。そこでクリームや乳液を塗って、皮脂膜の代用にしようとしますが、これらにも乳化作用をもった合成界面活性剤が使われています。油分と水分を仲良くさせるための乳化剤は、サラサラした美容液や乳液ほど多く入っていますので、高額な商品ほど皮膚にダメージを与えていることになります。

——女性にとって化粧品は欠かすことができない大切なアイテムです。化粧を落とすためにほとんどの女性はクレンジングと洗顔をしていますが、それが皮膚にダメージを与えているのなら、一体、どうすれば良いのでしょうか。

最近は落ちにくい化粧品が多くなっていますが、落ちにくい分、皮脂膜や角質層にまで食い込むように、シリコーンや合成ポリマーなどが使われています。便利なものほどあとで落とすのが大変ですね。当然、洗浄力の強力なクレンジング剤で剥ぎ取り、皮膚をさらに傷つけることになります。

化粧品は油で作られていますので、その油分を落とすには油しかありません。そこでクレンジングには、食用の植物油をお勧めします。もちろん皮膚に危険な酸化されやすい油では困りますので、酸化されにくいオレイン酸含量の多いオリーブ油、それも青や黒の遮光瓶に入ったバージンオイルをお使いになると良いと思います。

それを顔全体になじませたあと、ティッシュや湿らせたコットンで丁寧に拭き取ってください。それから、ぬるま湯で洗い流すか、蒸しタオルでやさしく拭き取ればいいのです。

――なるほど、シャンプーやリンス、化粧品などはすべて皮膚や粘膜を傷つけることがよくわかりました。しかし現実的には、やっぱりそれらを利用せざるを得ないという状況もあります。花粉症対策としては、どうしても徹底しないといけないものでしょうか。

それならば、少なくともスギ花粉が飛ぶ時期だけでも、実行されてはいかがでしょう。外出前に石鹸や洗顔フォームで洗顔したり、シャンプーやリンスをしたりしないことです。

それから、洗濯用洗剤には合成界面活性剤が約四〇%配合されています。これを全自動洗濯機で一〇〇%すすぎ落とすことはできません。それが、下着類、タオルやシーツなどに残ってしまい、汗や水分によって合成界面活性剤が皮膚にくっつくことを忘れないでください。

――私たちの身の回りには、合成界面活性剤があふれていることを、もっと意識しないといけませんね。

洗顔や入浴後は、水分を軽く拭き取る程度にし、決してタオルを鼻や目、頭皮にゴシゴシとなすりつけないことです。特に、タオルなどを洗濯するときに使う柔軟仕上剤は、薄い油の膜で布地をおおい、手触りを柔らかくしていますが、この主成分は界面活性剤ですから注意してください。

法則　その二「食べる物を変える」

――先生、次に大切なものは何でしょうか。

私たちの体は、食べたものでつくられています。薬からつくられているわけではありませんよね。「薬でどうにかなる」という発想はそろそろ止めて、「栄養素、食べ物で体を正常に戻そう」と考えた方が良いのではないでしょうか。

――確かに、ぼーっとしてくるという副作用があるとはいえ、くしゃみや鼻水が止まる薬は便利なものです。それならば、「薬と同じ働きをする食べ物を摂ろう」という考え方をすれば良いのですね。

その通りです。これを食べたらすぐに病気が治るなんていう魔法の食べ物は世界中、どこを探してもありません。食べ物は薬と違って、緩やかに効果を発揮するものです。そして、摂り続けたら、必ず体に負担をかける薬と違って、食べ物は毎日食べ続けても害がありません。体に優しく、病気も自然に治り、しかも、美味しい。これほどありがたい〝自然薬〟はありませんよね。

――では先生、実際に花粉症を良くするためには、どんな食べ物を摂れば良いのでしょうか。

はい。次の四つの考え方を参考にしてください。

（1）粘膜バリアを強固にする栄養素と食べ物

まずは、鼻や目の粘膜バリアを強固にするのに役立つ栄養素と食べ物です。

再確認しておきましょう。粘膜バリアを強固にする理由は？

――はい。まず、鼻や目の粘膜は花粉が体内へ侵入するのを防ぐ、最初のバリアになるんでしたよね。それが界面活性剤を使用することによって破壊されてしまうため、花粉成分が皮下組織へ入り込み花粉症になる、ということでした。だから、粘膜バリアを強固にしておけば、花粉が飛んできて粘膜に付着したとしても、粘膜上の粘液によってからめ捕られてしまうのですね。

そうです。バリアを強くして花粉の侵入を防ぐには、まず、粘液がしっかりと分泌されないといけません。そのために必要な栄養素をいくつかあげてみましょうね。

ところで、国が食品の機能を認めたものに「保健機能食品」というものがありますが、ご存知でしょうか？

――ホケンキノウショクヒン？

名前の通り、「健康を保つ機能を持った食品」という意味です。これには「栄養機能食品」と、〝トクホ〟の愛称で親しまれている「特定保健用食品」の二つがあります。

――ああ、〝トクホ〟なら知っています。よく、ヨーグルトを買う時にトクホのマークを目印にしますよ。人が両手を上げているようなマークですよね。

そうです。消費者庁が許可した食品についたマークですね。たとえば、〝お腹の調子を整える〟

医薬品	保健機能食品		その他の食品
	栄養機能食品	特定保健用食品	
（医薬部外品を含む）	規格基準型	個別許可型（疾病リスク低減表示を含む） 規格基準型 条件付き特定保健用食品	（いわゆる健康食品を含む）

図表6　保健機能食品

というような「特定の保健の用途に資する旨の表示ができる食品」のことです。

今回お話したいのは、もう一方の食品、「栄養機能食品」です。これも名前通り「栄養素の働きを表示できる食品」という意味です。これは、特定の栄養素を含み基準を満たしていれば、食品にその栄養素の機能を表示することができるものです。申請の必要のないものなので、認定マークはありません。

機能表示できる栄養素は、図表7のように、一二種類のビタミンと五種類のミネラルです。

これらの栄養機能はエビデンス、いわゆる科学的根拠が高く、効果が期待できるものばかりです。

どうです？　この栄養機能の一覧を見て、何か気づくことはありませんか。

――ビタミンAやCなど「皮膚や粘膜の健康維持を助ける」という栄養素が目に付きますね。

（ビタミン類）

名称	栄養機能表示
ナイアシン	ナイアシンは、皮膚や粘膜の健康維持を助ける栄養素です。
パントテン酸	パントテン酸は、皮膚や粘膜の健康維持を助ける栄養素です。
ビオチン	ビオチンは、皮膚や粘膜の健康維持を助ける栄養素です。
ビタミンA	ビタミンAは、夜間の視力の維持を助ける栄養素です。 ビタミンAは、皮膚や粘膜の健康維持を助ける栄養素です。
ビタミンB_1	ビタミンB_1は、炭水化物からのエネルギー産生と皮膚や粘膜の健康維持を助ける栄養素です。
ビタミンB_2	ビタミンB_2は、皮膚や粘膜の健康維持を助ける栄養素です。
ビタミンB_6	ビタミンB_6は、たんぱく質からのエネルギー産生と皮膚や粘膜の健康維持を助ける栄養素です。
ビタミンB_{12}	ビタミンB_{12}は、赤血球の形成を助ける栄養素です。
ビタミンC	ビタミンCは、皮膚や粘膜の健康維持を助けるとともに、抗酸化作用を持つ栄養素です。
ビタミンD	ビタミンDは、腸管でのカルシウムの吸収を促進し、骨の形成を助ける栄養素です。
ビタミンE	ビタミンEは、抗酸化作用により、体内の脂質を酸化から守り、細胞の健康維持を助ける栄養素です。
葉　　酸	葉酸は、赤血球の形成を助ける栄養素です。 葉酸は、胎児の正常な発育に寄与する栄養素です。

（ミネラル類）

名称	栄養機能表示
亜鉛	亜鉛は、味覚を正常に保つのに必要な栄養素です。 亜鉛は、皮膚や粘膜の健康維持を助ける栄養素です。 亜鉛は、たんぱく質・核酸の代謝に関与して、健康の維持に役立つ栄養素です。
カルシウム	カルシウムは、骨や歯の形成に必要な栄養素です。
鉄	鉄は、赤血球を作るのに必要な栄養素です。
銅	銅は、赤血球の形成を助ける栄養素です。 銅は、多くの体内酵素の正常な働きと骨の形成を助ける栄養素です。
マグネシウム	マグネシウムは、骨や歯の形成に必要な栄養素です。 マグネシウムは、多くの体内酵素の正常な働きとエネルギー産生を助けるとともに、血液循環を正常に保つのに必要な栄養素です。

図表7　栄養機能表示

そうなんです。国も、これらのビタミンやミネラル類は「皮膚や粘膜の健康維持を助ける栄養素である」と、ちゃんと認めているのですよ。

したがって、このような栄養素を積極的に摂ることが、鼻や目の粘膜バリアを強固にし、結果として、花粉症の予防や、症状の抑制に役立つことがおわかりでしょう。

――なるほど、理にかなっていますね。それでは、この栄養機能食品を毎日摂れば良い……と。あれ？　そんな短絡的なことでは、もちろんありませんよね。

ははは。その通り。これらの商品は、すべて加工食品ですからね。

現在は、加工食品が大きな勢力を持っている時代です。食料品店やスーパーには多くの食品があふれていて、一昔前のような食料不足はなくなりました。しかし、手軽に食料品を買えるようになった反面、その内容は、栄養的にもとても食べ物といえるようなものではありません。

スーパーなどで並んでいるお弁当や惣菜は、食べ物というよりも、むしろ、食品工場から送り出された加工食品、いわば、〝工業製品〟です。その原料となるものは、田や畑で採れた野菜や、川や海で獲れた魚介類だったかもしれませんが、それを材料として消費者が手にしてくれやすいように、美しく包装し直した〝製品〟です。

――手作りの料理は、毎日微妙に味付けが違ったり、野菜の大きさが不揃いだったりしますが、スーパーなどで買えるお弁当や惣菜はいつでも同じ味付けだし、見た目もほとんど変わりません。そういう意味でも、一定の製造基準を満たした製品である、といえそうですね。

洗浄、切砕、浸漬、加熱などどんどん手が加えられることになり、食品の本来持っている栄養素が次々と壊され、流出してしまいます。さらに、食中毒などの問題を引き起こしては大変ですから、酸化しやすい栄養素は除かれ、食感の悪い成分や、見た目に良くないものなども除かれて、自然の食品とは似ても似つかないものに作り直されてしまうのです。

そこには、必ずといっていいほど、腐敗を遅らせるための保存料やその代用であるｐＨ調整剤、見た目を美しくするための着色料、食欲をそそる着香料など大量の添加物が投入されています。

――多忙な現代人の生活を支えるために、コンビニやスーパーなどで売られている食品は便利なものでもあるんですけどね。

確かに、そういう側面もあるでしょう。私も講習時の昼食は、コンビニのおにぎりを利用していますので、「コンビニやスーパーで売られている弁当類を、一切食べるな」と言うつもりはありません。実際、それは現実的ではありませんしね。

しかし、食を安易に考えている人や、コンビニを台所代わりに活用している人は、体が本当に必要としている栄養素を摂り入れることもできず、それればかりか、体にとって不必要な添加物という薬をせっせと大量に摂り続けるという、非常に危険な生活を送っていることを忘れてはいけません。その便利さの代償の一つとして、皮膚や粘膜を弱くし、アレルギーを自ら招くことになっているのですから。

——確かに、私自身のことを考えてみても、残業、残業で忙しく、外食やコンビニ弁当にすっかり頼っています。そのため、体に必要な栄養素が行き届かず、結局、花粉症を引き起こしてしまったのですね。

もちろん、それだけが原因だったわけではありませんが、重要な一因となったことは間違いないでしょうね。

ハウス栽培で育った野菜や、養殖で育った魚介類と、本来自然の中ですくすく成長したものを比べると、含まれる栄養素量は格段に違います。過保護な環境で育ったものは枯れてしまったり、天敵に狙われたりすることもないのですから、生きることに対して必死になるということはありません。

その反面、大自然の中で育った穀類や野菜類、魚介類などは、自分しか身を守るものはいないのですから、どんなに過酷な環境の中でもきちんと生存できるよう、体内にビタミンやミネラルなどの微量栄養素をしっかりと蓄積しています。生命力が強く、栄養価が高いといわれるのは、こうした微量栄養素をしっかり持っているためなのです。

――人間も同様に、自然の食品からビタミンやミネラルを摂取しなければ、環境に適応することができず、健康を保つことができないというわけですね。

でも、スーパーなどで食材を買おうとしても、皮膚や粘膜の健康維持を助ける働きを持つ食品を正しく選ぶことは、私にはとても難しいような感じがします。栄養学についてそれほど詳しい知識もありませんし、それらのビタミンやミネラルが、具体的にどういった食品に入っているのか、残念ながらほとんど知りませんから……。

多くの人がそう思われるでしょうね。しかし、天然の野菜や魚介類には、特定の栄養素だけが含まれているわけではなく、たくさんの栄養素が複雑に絡み合って存在しています。たとえば、Aという栄養素はBやCやDという栄養素と相互に関わりを持ちながら、健康に生きるために必要な機能を発揮しているのです。

――なるほど、栄養素は単体で機能するのではなく、複数が組み合わさることによって互いに作用し合っているのですね。

そうです。栄養とは、音楽でいう〝ハーモニー〟なのです。栄養素というのはそれぞれの楽器であって、時にはソロ演奏している場合もありますが、リズムに合わせて互いに独自の音を奏でながら、心地よいサウンドを響かせているのです。

そう考えると、どの食品がどの栄養素を多く持っているか、学ぶことも確かに大切なことかもしれませんが、それよりもむしろ、できるだけコンビニやスーパーの弁当類に頼らず、自然の食材を自分の手でまるごと調理することが、栄養素のバランスの良い食事になると思いませんか。

たとえば、にんじんであれば、本来は葉の部分がついていたはずです。業者側の都合で廃棄してしまったものですから、栄養素は半減しています。もちろんひと工夫してその葉の部分を手に入れることができないことはないでしょうが、現実的ではありません。そこで、廃棄された葉の部分をイメージしながら、緑の野菜を合わせて購入するのです。

調理の際にはそれらの食材を余すことなく使い、必要以上に加熱することなく、素材の持ち味を最大限引き出すように工夫すれば、その料理にはおのずとビタミンやミネラルなどがバランス良く含まれていることになります。

どの栄養素がどの食品に多く含まれているのかと、細かく考えて組み合わせるよりも、もともと、食材の持っている栄養素をすべていただく工夫をした方が、賢明なのではないでしょうか。自然の中で命あるものは、それぞれが必要とする栄養素をすべて持って生きてきたのですから。

(2) IgAを増やす栄養素と食べ物

——粘膜バリアを強固にする栄養素については、よく理解できました。先生、粘膜バリアの次は何でしょう。

次は、これもバリアに関するものですが、「IgAを増やす栄養素、食べ物」について見ていきましょうね。IgAとはどんな働きをするか、覚えていますか。

——はい、IgAは五種類ある抗体のうちの一つでしたよね。そして、鼻や目の粘膜に花粉がくっついたときにサッと現れてからめ捕ってくれるという、正義の味方でした。

そうですね。分泌型IgAが、粘膜から分泌される粘液にしっかり含まれていれば、花粉がやって来ても、それらを十分に捕まえて排除できるのです。

花粉成分が粘液の中、さらに粘膜をくぐり抜けて皮下組織に届いてしまうと、マクロファージ→ヘルパーT細胞→B細胞→形質細胞→IgE→マスト細胞→ヒスタミン放出という一連の免疫システムが働いて、花粉症という症状を引き起こすのでしたね。

ということは、結果的にIgEが発動しなければ、マスト細胞が自爆テロを起こすこともないのです。私は、IgEを発動させなくてすむようにするには、最初にIgAで花粉成分というアレルゲンをからめ捕ることこそ大切だと考えています。

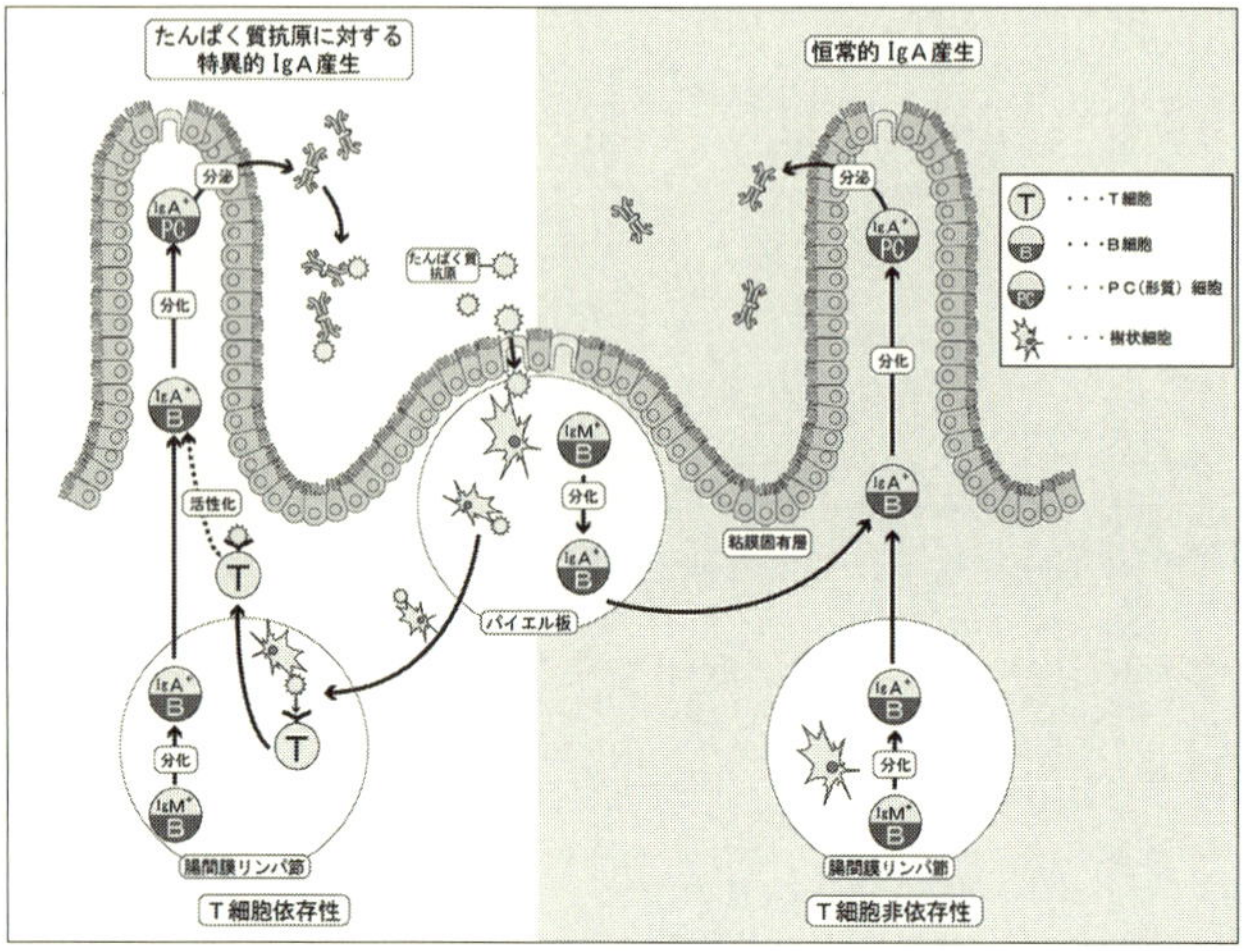

図表8　小腸の免疫システム

――そうでしたね。粘液中のIgAによって花粉成分を捕まえてしまえば、IgEの出番はなくなり、アレルギー症状は出てこないということになりますね。

そこで、次のステップに進みますが、このIgAは小腸、特に回腸粘膜にあるパイエル板というリンパ組織で生育されたB細胞によってつくられます。

　小腸の十二指腸や空腸は、食べ物を消化・吸収しやすいように絨毛、さらに微絨毛と呼ばれる突起が密集した造りになっていますが、大腸に近い回腸の場合、この絨毛の数は少なくなっています。さらに、絨毛のない場所が約一二〇ヵ所あって、そこにパイエル板が埋め込まれているのです。

　ここでつくられる未熟なB細胞は、IgAを産生する成熟B細胞に分化しやすいものばかりです。

そこで、食べ物がやってくると、大量のIgAを分泌し、人にとって異物となるものを捕獲していきます。そして、成熟B細胞はここから旅立って鼻や目など、全身の粘膜下に行き、そこでIgAを産生し分泌します。

——食べ物や飲み水と一緒に、細菌やウイルスなどの病原体が体内へ入って来る危険性もありますし、そういったものが一気に押し寄せるのが小腸ですから、そのような専門機関が小腸にあるのは当然のことなのですね。

抗体は五種類ありましたね。IgM、IgG、IgD、IgA、IgEです。もともとB細胞は表面にIgMを持っており、ヘルパーT細胞からのサイトカインを浴びると、B細胞は形質細胞に分化しながら、IgMはIgGやIgAに変形していくのでしたね。

——はい、それをクラススイッチといいました。

そうです。そのクラススイッチを行う際に必要な栄養素がビタミンAです。つまり、これが不足してしまうと、花粉成分を処理してくれる正義の味方であるIgAをつくり出すことができないというわけです。

――あれ、さっき、栄養機能食品に関するお話でもビタミンAは出てきましたね。皮膚や粘膜の健康維持を助ける栄養素の一つでした。

そうです。ビタミンAは、鼻や目の粘膜を健康的に保つために欠かせない栄養素の一つであると同時に、花粉成分をからめ捕ってくれるIgAを生み出すためにも必要な栄養素なのです。つまりビタミンAは、花粉症対策には欠かすことのできない、重要な栄養素というわけです。

ビタミンAは粘膜の強化、IgAの分化・増殖に、絶対に欠かせない栄養素ですが、現在の摂取量では、不足すると起こるといわれる夜盲症は防げても、粘膜強化には不十分です。

――そういえば、ビタミンAの摂り過ぎは良くないといわれていませんか。

ビタミンAは油脂に溶ける脂溶性ですから、肝臓などに蓄積することができます。そのため、サプリメントなどから人工的に作られたビタミンAを過剰に摂取してしまうと、そういった副作用を起こすこともあります。

しかし、通常の食生活をしている限り、食べ物で摂取したビタミンAで過剰症を引き起こすことは、まずありません。

――人工的なビタミンって良くないのですか。自然のものとどう違うのでしょう。

薬も同様ですが、たとえ化学式が同じであっても、脂溶性ビタミンは構造が複雑なので、人の細胞はちゃんと本物と偽物を区別してしまいます。人にとって不要のものを大量に摂取することは好ましくありません。

――それでは、サプリメントは摂っても意味がないのでしょうか。

サプリメントがすべて良くないわけではありません。石油から作られた人工的なものではなく、食品から抽出した自然のビタミンであれば良いのです。

私が子どもの頃には、学校からの推奨として肝油（タラの肝油など）をほぼ強制的に食べさせられていましたよ。現在でもわが家には肝油が置いてあり、欲しいと感じた時には、二粒くらい口にしています。もし、サプリメントでビタミンAを補給するなら、肝油を食べることをお勧めします。

――先生、ビタミンAはどういった食品に多く含まれているのですか。

ビタミンAを多く含む食物には、動物性でいえばレバー類があり、植物性では、体内でビタミンAと同様の働きをするカロテンを多く含む小松菜、にんじん、春菊などの緑黄色野菜があります。そうした食品を積極的に摂ることが、花粉症対策に必要不可欠だといえそうですね。

――ビタミンAと花粉症って、切っても切れない関係にあるのですね。

それからもう一つ。IgAを活性化するために、パイエル板を活発に機能させることが重要です。パイエル板も腸の一部なのですから、腸の環境を良くしなければなりません。そこで腸を健康にするために思いつくものといえば……。

――はい！　ヨーグルトなどの乳酸菌ですね。

そうですね。腸をきれいにするといえば、まず、真っ先に思いつくのが乳酸菌などの善玉菌でしょうね。

通常、大腸には一〇〇種類以上、数では一〇〇兆個、重さにすると一～一・五kgの腸内細菌が存在しています。実は、便の半分近くは、この腸内細菌またはその死骸なのですよ。

――本当に多くの菌が腸に住んでいるんですね！

腸内細菌は、大きく三つのグループに分けられます。まずは、有名な乳酸菌などに代表される「善玉菌」。これが、全体の約二〇％を占めています。その次が、ウエルシュ菌などの「悪玉菌」、これが約一〇％です。残りの七〇％が「日和見菌」といわれるもので、これらがちょうど花畑のような様相を作り、集団で暮らしています。

――確か、その菌の勢力関係は日常的に摂取している食べ物など、生活習慣によってコロコロ変わるんですよね。

私の前著をよく読んでくれていますね。その通りです。

イメージで考えると、善玉菌は腸に良いもの、悪玉菌は腸に悪いものといったふうに思われるかもしれませんが、実際は、悪玉菌も完全な悪者というわけではなく、体にとって必要なものであるからこそ、存在しているのです。

注目して欲しいのは、善玉菌と悪玉菌の中間に位置する日和見菌の存在です。これは名前のように善玉菌と悪玉菌のどちらかが優位に立つと、そちらになびいてしまうという、とても優柔不断な菌なのです。

――人にもいますね、そういうタイプ。

ははは、そうですね。

でも、数で考えると日和見菌が一番優勢を占めているわけですから、どうしてもこれを味方につけなければいけません。通常、善玉菌、日和見菌、悪玉菌の割合が2対7対1となるのが理想ですが、便秘になると、悪玉菌が増えて日和見菌がそれに味方をしている状態になっています。そのため、腸内バランスを良好に保つには、善玉菌が悪玉菌を上回るようにしてやらなければなりません。

――そこで、ヨーグルトの出番ですね。

善玉菌を増やすには二つの方法があります。

一つ目は直接、善玉菌を大腸まで送ること、二つ目は善玉菌のエサになるものを送ってあげることです。前者を「プロバイオティクス」、後者を「プレバイオティクス」と呼んでいます。

ときどき、ヨーグルトなど乳製品のコマーシャルで「生きて腸まで届く」という言葉を聞くことがあるでしょう。これは、プロバイオティクスのことで、胃酸や消化液に壊されることなく、生きたままで腸に届く菌を、直接取り入れることで、善玉菌の数を増やそうとするものです。

――なるほど、生きたままダイレクトに善玉菌を届けてやれば、総数を増やすことは可能ですね。

しかし、これにも問題点はあります。便秘になりやすい人は、常に腸の中は悪玉菌が優勢になっていますから、善玉菌が生きていくためのエサが少ないのです。ですから、せっかくそこへ大量の善玉菌を送っても、腸に根付き、仲間を増やすことはできません。善玉菌を根付かせて増殖させるためには、まず善玉菌のエサを送り届けなければならない、そのために生まれたのがプレバイオティクスです。

プレバイオティクスの商品には食物繊維やオリゴ糖がありますから、こうしたものとプロバイオティクスの食品をうまく組み合わせ、積極的に摂取することが、腸内バランスを良好に保つ秘訣なのです。

先ほど紹介した「保健機能食品」のうち、もう一方の通称「トクホ」の中に「お腹の調子を整える」と表示できる商品があります。消費者庁は三つの食物繊維と六つのオリゴ糖を、科学的根拠の高いものとして認めていますよ。

――先生、素朴な疑問です。先ほど、B細胞を作るパイエル板は小腸にあるとおっしゃいましたよね。それがどうして、大腸の環境の善し悪しと関係するのですか。

小腸は、胃に近い方から十二指腸、空腸、回腸というように、三つの部分に分かれます。これらのうち、パイエル板はもっとも大腸に近い回腸にあり、十二指腸や空腸のように、消化・吸収に必要な絨毛、微絨毛が密集していないので、大腸菌が侵入しやすい形状をしています。もちろん大腸菌は、ここが小腸と大腸と境界線だから入ってはいけないのだとは思ってはいないでしょうからね。

つまり、回腸にあるパイエル板は、大腸の環境の影響を非常に受けやすいということです。

——なるほど、「ヨーグルトは花粉症に効く」といわれるのはそのためなのですね。

パイエル板が健全に保たれなければB細胞も産生されませんし、その結果、花粉成分を処理してくれるIgAもつくり出すことはできません。

小さい頃から、「お腹を冷やしちゃだめだよ」と言われたでしょう？　それは、パイエル板が冷えて正常に機能しなくなると、ウイルスなどの異物を捕まえてくれる抗体を正常につくり出すことができず、病気にかかりやすくなってしまうからなのです。

——昔から言われ続けていることには、きちんとした理由があるのですね。

先ほど、コンビニやスーパーのお弁当ばかり食べていると、体に必要なビタミンやミネラル類が摂れないということをお話ししましたよね。実は、この話はパイエル板の健康にも関わってくるのです。

——やはり、添加物が問題なんでしょうか。

もちろん食品添加物は大いに問題がありますが、これらの弁当や加工食品の中には、硬化油といって、バターの代用品であるマーガリンや、ラードの代用品であるショートニングが使われています。液状の植物油を化学的に硬化させたもので、その製造中に脂肪酸がねじ曲がったトランス型脂肪酸を、大量に含んでいます。

マーガリンは、プラスチックの構造とよく似ており、非常に危険なもので、これを毎日食べ続けると、難病といわれるクローン病を発生させるといわれています。

クローン病は若い人に発症しやすく、好発部位は回腸です。深い潰瘍をつくり、非連続的に発症します。勘の鋭い人はお解りでしょう。クローン病という難病は、このパイエル板に炎症を起こしているのです。

パイエル板は回腸に飛び石状に配置されており、しかも比較的深い位置に在ります。ここに溶血性連鎖球菌が入り込み、炎症を繰り返し、潰瘍となったのがクローン病です。

——学生時代、クラスにクローン病の人がいました。そういえば、みんなと一緒に食事ができないからと、何か特別なものを飲んでいたようでしたね。

正常な食事がしにくいので、成分栄養剤を摂られていたのでしょう。

このようにパイエル板を破壊し、さらに潰瘍までつくってしまう食品が、コンビニやスーパーのお弁当や菓子パンなどには必ずといっていいほど入っています。ただ、このトランス型脂肪酸の怖さは、専門家以外にほとんど知られていません。規制のないことにも問題がありそうな気がしますね。

便利さの中には、このような代償が含まれていることを知っておかねばなりません。

――食べ物によって腸を傷つけ、免疫機能を低下させるなんて、怖いですね。

だからこそ、腸内環境を正常に保つことと、日頃の食事内容を見直すことの、両方が大切になってくるのです。

それから、腸内環境を良くするものとして、ヨーグルトが注目されていますが、わが国の伝統的な漬け物や、味噌などの調味料にも目を向けて欲しいのです。こうした発酵食品こそ、栄養豊富な植物性乳酸菌の宝庫なのですから。

ひと昔前の日本では、ヨーグルトやチーズなどを摂取する習慣はもちろんありませんでした。それよりもむしろ、豊富な食物繊維と発酵食品を積極的に摂ることによって、乳酸菌などの善玉菌をきちんと摂取し、腸内環境を良好に保っていたのです。

――まさに、先人の知恵ですね。

こうした伝統的な食遺産を尊重し、これらの発酵食品を活かしたメニューを日々の食事に付け加えられてはいかがでしょう。特に、野菜をたっぷり加えた味噌汁や手軽に作った浅漬けは、不足しがちなミネラルやビタミンを、味噌や野菜で摂ることができるのですから、まさに一石二鳥のメニューといえますよね。

――なるほど。和食が体に良いといわれるのも、そうしたことが理由の一つになっているのですね。でも先生、現在では特に若い人たちの間で和食離れが進んでいますし、味噌汁や漬け物を食べるのは現実的に難しいという人も少なくないと思います。

そういう人は、手軽にヨーグルトなどで乳酸菌を補給すれば良いのです。プレーンヨーグルトにオリゴ糖を加えてみたり、オリゴ糖を多く含むはちみつやバナナ、クルミなどを入れたりするとより効果的ですね。また、大豆から作られるきな粉もいいですよ。

しかし、できる限り自分の手で旬の野菜を調理して、味噌汁は作ってもらいたいですね。お椀一杯の中には、たくさんの素晴らしい栄養素がぎゅっと濃縮されていますので。

――やり始めると、思ったほど面倒ではないかもしれませんね。

それからもう一つ、腸内環境を良くする栄養素として、アミノ酸のグルタミンがあります。脳を活発に働かせるエネルギー源がブドウ糖であることはご存知でしょうが、それと同様に、腸を正常に働かせるためのエネルギー源が必要なのです。それは、小腸の場合、グルタミン、大腸の場合は酪酸です。

――腸を正常に機能させる、特別な栄養素があるのですか。これはおもしろいですね。ちなみにグルタミンっていうと、うま味調味料に入っているアレですか。

残念ながらそれはグルタミンではなく、グルタミン酸です。グルタミンから、うま味調味料の一種としても有名なグルタミン酸が作られています。

多くの研究で明らかになったのは、グルタミンが腸の粘膜細胞を再生し、腸管の免疫機能を正常にして、食品や細菌に過剰反応しないようにするということです。このグルタミンは牛乳、小麦粉、海藻、大豆、サトウキビ、肉、魚、卵、チーズ、トマトなどに含まれていますが、熱や酸に弱いので、加熱すると壊れてしまうという欠点があります。そのため、加熱し過ぎないように調理すること、また、加熱しないで食べられるものは、できるだけ生で摂ることをお勧めします。

次に、大腸を正常に働かせるためには酪酸とグルタミンが利用されています。この酪酸は、腸内の善玉菌である乳酸菌やビフィズス菌が、人が消化・吸収できない食物繊維やオリゴ糖から作り出すものです。私たちは、それを水分とともに大腸で吸収し、一gで二・一キロカロリーというエネルギー作りに利用させてもらっています。
他にも腸内細菌は、ビタミンKやビタミンB群を合成してくれているのですよ。

――なるほどよくわかりました。ここまでをまとめると、IgAの数を増やすためには、まず、IgAをつくり出すのに必要なビタミンAをしっかり摂ること。それから、IgAの産生に大きな役割を果たすパイエル板の働きを活性化するために、腸内環境をしっかり整えること。この二つが肝心だということになりますね。

そうです。腸は「人体最大の免疫器官」といわれるほど、免疫機能がぎっしりと詰まっています。なかでもパイエル板はもっとも重要な役割を果たすものの一つ。IgAの約八〇%はここにいるのです。
この腸管免疫は、三種の腸内細菌群がバランス良く存在して、はじめて正常に機能することがわかっています。常に腸内環境を良好に整えておくことは、花粉症だけでなく、あらゆる病気を遠ざけるのに役立つのです。

（3）ヒスタミンを抑える栄養素と食べ物

――現在、病院で花粉症の薬をもらって飲んでいる人が多いと思います。確かにくしゃみや鼻水

は抑えられるのですが、ボーッとして仕事にならないのはなぜでしょうか。

花粉症の薬としては「抗ヒスタミン薬」が有名ですね。第1章でお話しした通り、マスト細胞に大量に結合したIgEが花粉成分によって橋渡しされると、マスト細胞からヒスタミンが放出され、それが鼻粘膜に存在する三叉神経を刺激します。そのため、くしゃみや鼻水などの反応を引き起こすことで、次々とやってくる花粉成分の侵入を阻止しようとするのでしたね。

このヒスタミンが鼻でばらまかれると、くしゃみや鼻水などの症状を引き起こし、目でばらまかれると、目のかゆみや涙目といった症状を招いてしまいます。

――そのため、花粉症の治療法として抗ヒスタミン薬を服用するのが一般的なのですね。

ええ。「アレルギーには抗ヒスタミン薬」というのが常識になっています。確かに、抗ヒスタミン薬を服用すると、くしゃみや鼻水はおさまり、目のかゆみもひいていきます。なぜなら、抗ヒスタミン薬はヒスタミン受容体に結合して、ヒスタミンが活性化しないよう、その働きを抑えてくれるからです。

ただし、ヒスタミンは決して悪者ではありません。ヒスタミンは神経伝達物質として脳内でも使われており、覚醒レベルを促進させる働きをしています。つまり、集中力を高めたり、日中、眠くなったりするのを防ぐ働きもしているのです。ところが抗ヒスタミン薬を服用すると、その働きまで抑えられてしまうため、眠気や脱力感が生じてしまう、というわけです。

——なるほど。抗ヒスタミン薬の副作用は、そういう仕組みで起こっていたのですね。

もちろん個人差がありますが、ほとんどの人がこうした副作用に悩まされているようですね。薬も改良されて副作用の少ない第二世代の抗ヒスタミン薬が使われてはいますが、全く副作用がないというわけではありません。抗ヒスタミン薬を服用することによって引き起こされる集中力や判断力、作業効率の低下のことを「インペアード・パフォーマンス」といいますが、こうした不調が抗ヒスタミン薬によって引き起こされているという自覚がないケースも多いので、人知れず、会社や学校で悩んでいる人も多いのではないでしょうか。

また、抗ヒスタミン薬の中には抗コリン作用を持つものもあり、これが副交感神経を抑制してしまうので、唾液が出にくくなり、無性に喉が乾くといった副作用が出てきます。

それから、鼻に直接噴霧する「ステロイド薬」は、くしゃみ、鼻水、鼻づまりの三大症状すべてを抑えてくれますが、この薬は一時的にこれらの症状を止めてしまうだけのものです。経口ステロイド薬と比べて副作用はほとんどないといわれますが、ちょっと考えてみてください。くしゃみや鼻水などの症状が起こるのは、体内へ花粉が侵入するのをブロックしようとしているためでしたね。きちんとした理由があって発現しているものを、強制的に止めてしまっては、体に良いわけがありません。

――そうですよね。では、抗ヒスタミン薬と同じ働きを持つ栄養素や食べ物ってあるのですか。

もちろんありますよ。このような、薬で体に必要な機能まで全力で押さえ込むのは問題でしょう。それよりは栄養素によって、余計な働きをしてしまう分を自然に抑えた方が賢明ですよね。そのトップバッターは、ビタミンCです。

――先ほど、「粘膜バリアを強固にする」というところでもビタミンCが登場していましたが、ここでも活躍するなんて。ビタミンCも、本当に効用範囲が広いんですね。

ビタミンCくらい、健康に関わる多くの働きをもつ栄養素はありません。ビタミンCは天然の強力な抗ヒスタミン作用を持っていて、マスト細胞でヒスタミンが作られるのを抑制しますから、ヒスタミンの放出量を抑えることができるのです。そのため、花粉が飛んでいても、症状は軽くてすむことになります。

――それはうれしい！　これから積極的にビタミンCを摂ることにします。ビタミンCは、みかんなどの柑橘類に多く含まれているんですよね。

一食当たりの含有量が多いのは、いちご、ブロッコリー、小松菜などですね。キャベツやさつまいもなどにも含まれていますし、もちろん、レモンやみかんなどの柑橘類にも豊富です。卵を除き、たいていの食べ物に含まれていると考えてもらって大丈夫ですが、気をつけてもらいたいのは、ビタミンCは体内で必要以上に貯蔵することができないということです。

このビタミンCは水溶性のため、簡単に尿の中へ排泄されてしまいます。ある実験結果によると、ビタミンCを不定期に摂取しても効果はなく、毎日継続して摂取することで、この抗ヒスタミン効果が出てくるということです。したがって、新鮮な果物や野菜など、毎日欠かさず摂取するようにしたいものです。

——果物なら、食後のデザートとして簡単に食べることができますし、これから毎日食べることにします！

そうですね。食べるということは、他の生命をいただくことになりますが、果物は種の保存のために、むしろ喜んで食べてもらいたがっているものの一つです。そのため、あえて空を飛ぶ鳥にも目立つような色や形状をしているのです。果物は動物に食べられることで、種子を遠くに運ぶことができます。果肉がすぐにでも消化・吸収されることで、種子は消化されずに糞に混じり、動物の移動先で地上に落とされることを望んでいるのです。

このように、果物は消化に手間取らないようになっていますので、食事三〇分前に軽く摂っておくのが理想的です。朝起きた時にひと口食べる果物は最高ですよ。

果物からは、ビタミンC以外にも、多くのビタミン類が十二分に摂取できますが、甘みの強い果糖が多いのも特徴です。食べ過ぎると本来の食事ができなくなりますのでご注意ください。

また、ビタミンCは、炎症の原因となる活性酸素を処理してくれる栄養素でもあるのです。一度にたくさん食べるよりも、少量でも三度の食事前に摂ることができるなら、申し分ありません。

それから、ジューサーをお持ちでしたらジュースを作ってみませんか。

――なるほど、ジュースですか。

ビタミンCが豊富な果物や野菜といっても、一度に多く食べることはなかなかできませんよね。それならば、これらを一緒にしたミックスジュースを作って飲めばいいのです。先ほど出てきました、体内でビタミンAに変わるカロテンなども、同時に摂取することができます。

果物の中心にりんご、野菜の中心ににんじんを置き、牛乳を加えると飲みやすくなりますよ。果物では、バナナ、いちご、みかんなど、野菜は、小松菜、ほうれんそう、キャベツ、白菜、ブロッコリー、トマト、セロリ、パセリなど、いろいろな組み合わせを試みるのも楽しいですね。それから、ショウガを少量加えてみてください。体が温まりますから。

――確かに、食べ物や飲み物にショウガを入れると体がポカポカしてきますよね。ジュースでも体を温められるなんて、ちょっと目からウロコの気分です。

ただ、これらの野菜類は、できるだけ農薬の心配の無い野菜を使ってくださいね。それから、腎臓に疾患があって、ミネラルのカリウムが制限されている人は、ご注意ください。

さて、話を元に戻して、ビタミンC以外では、ビタミンのビオチンにも抗アレルギー作用があるといわれています。これはレバー、大豆、穀類、卵黄、落花生、鶏肉、豚肉、イワシ、バナナなどに多く含まれる栄養素です。

それから、ビタミンP作用を持つヘスペリジンにも抗アレルギー効果が認められています。これは柑橘類の果肉よりも皮や袋、筋に多く含まれていますので、これらも一緒に食べると良いですよ。

(4) ロイコトリエンを抑える油

――先生、確か第1章に出てきたお話で、マスト細胞から、ヒスタミンの他にロイコトリエンという化学物質も放出されると言われていましたが、一体、これはどういうものなのでしょうか。

花粉を浴びた直後のくしゃみや涙、鼻水を出すのは、マスト細胞から放出されるヒスタミンですが、その後に鼻づまりを起こすのは、少し遅れて放出されるロイコトリエンが原因です。これは鼻汁の出を亢進させ、粘膜の血管を拡張させたり、血液成分を漏出したりして血液の流れを妨げます。その結果、血液障害を起こして鼻の粘膜が腫れ、鼻づまりを招くのです。

花粉を吸いこむ量が多かったり、その期間が長かったりするほど、鼻づまりは強くなります。困ったことに、鼻づまりは長時間続くため、その間、口呼吸せざるを得なくなり、夜の睡眠も妨げられてしまいます。

――ああ、なるほど。確かに、くしゃみが出たり、鼻水が止まらなくなったりしたあと、少し経ってから鼻づまりの症状が起きますね。これが、ロイコトリエンのしわざなのですね。

ロイコトリエンは局所ホルモンといわれる微調整ホルモンの一つです。

一般のホルモンのように、血液中に分泌されて、体中に作用を及ぼすものと違って、これは炎症や血圧調節など重要な体の反応に関与しており、必要なときに必要な細胞で、急速に生合成されるホルモンです。分泌細胞自体やその近隣の細胞のみに作用して、仕事が終わると消滅してしまいます。

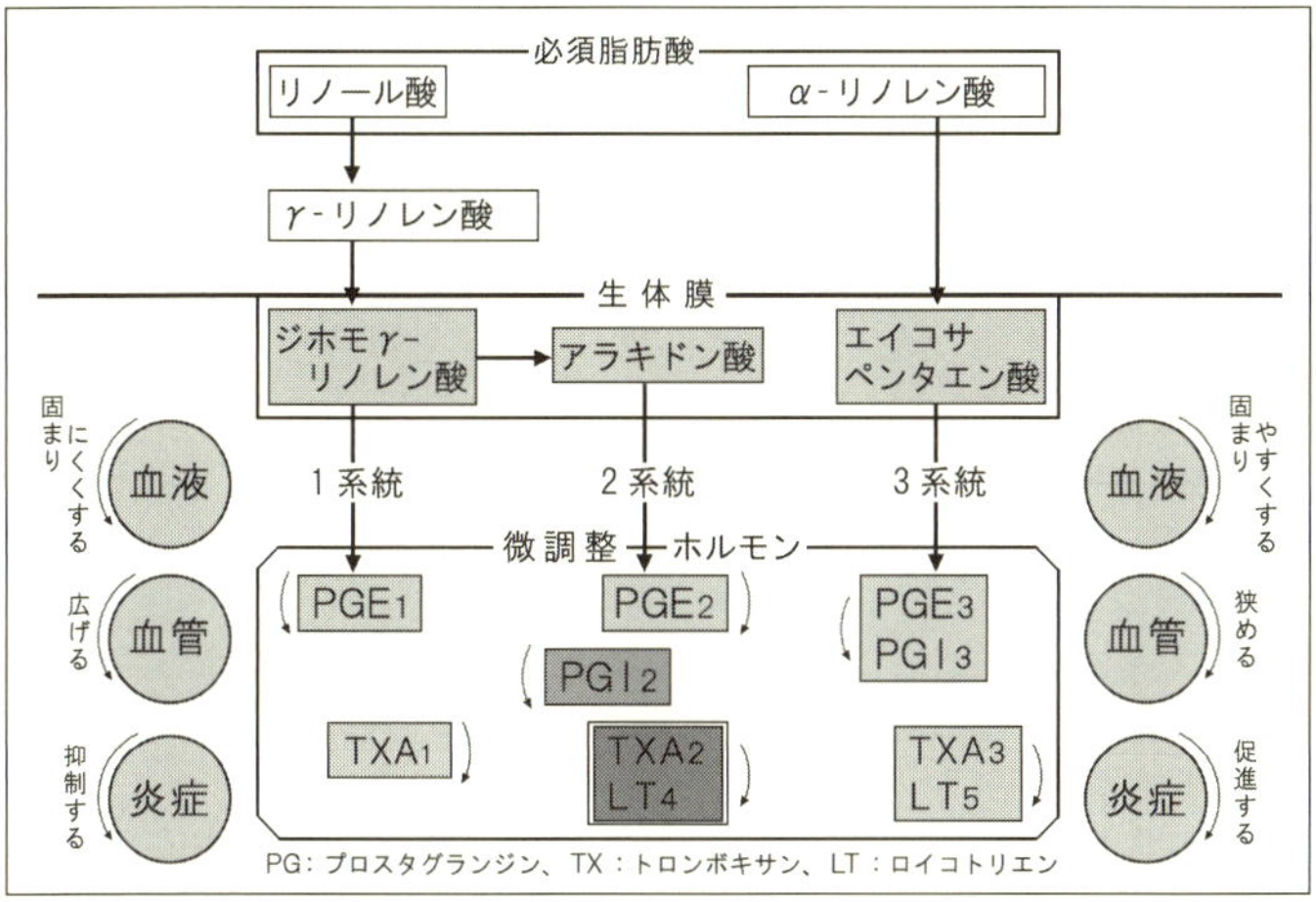

図表9　微調整ホルモン

――周囲の環境の変化に対応するために、細かく調整するのが、微調整ホルモンというわけですね。

それではこの微調整ホルモンについて、簡単にお話しましょう。図表9を見ながら聞いてくださいね。

微調整ホルモンにはプロスタグランジン・ロイコトリエン・トロンボキサンがあります。それぞれに仲間がいるので総数は五〇を超えますが、これだけ多くの局所ホルモンがないと、人体の微妙なコントロールができないのです。この微調整ホルモンは、大きく三つの系統に分けることができます。これらはすべて油脂の成分である脂肪酸から作られているのですが、系統ごとに原料となる脂肪酸が異なります。1系列はジホモγ-リノレン酸、2系統はアラキドン酸、3系統はエイコサペンタエン酸（EPA）からそれぞれつくられます。

すべての細胞に共通なものですが、ここは花粉症に重要なマスト細胞に限って、話を進めましょう。

マスト細胞は、自分の細胞膜のリン脂質から、2系統のアラキドン酸を遊離させて、ロイコトリエン4を合成します。この微調整ホルモンは、炎症というチャンネルを他よりも強く右回りさせますので、アレルギー反応を促進させてしまいます。そのため、鼻の皮下組織に在る血管を刺激し、結果的に鼻づまりを起こさせたり、目のまわりの血管を刺激してまぶたを腫らしたりしてしまうのです。また、ヒスタミンよりも活性が一〇〇〇倍高く、持続する時間も長いので強力です。

――ロイコトリエンは、細胞膜の中にあるアラキドン酸という脂肪酸が材料になっているのですね。ということは、花粉症の人は、このアラキドン酸の摂取量を減らせばいいということでしょうか？

その通り、正解です。鼻づまり対策には、まず、図表9の2系統の主役であるアラキドン酸の摂取量を減らすことが大切です。この脂肪酸は動物性の脂肪に多く含まれていますので、花粉症で、肉類が大好きな人はこれを意識してセーブしてみませんか。

同時に、必須脂肪酸であるリノール酸からの矢印をたどってみてください。リノール酸→γ-リノレン酸→ジホモγ-リノレン酸。ここからまっすぐ下がれば問題はありません。しかし、それができなくて、右のアラキドン酸に変化してしまうことが問題なのです。

——なるほど、ジホモγ-リノレン酸がアラキドン酸に変われば、アラキドン酸だけを減らしても効果は少ないということですか。どうしてこのような不思議なことが起こるのでしょうか。

このアラキドン酸は、体にとって重要な脂肪酸の一つなので、予備としてこのような合成ルートを持っているのですよ。リノール酸からまっすぐ1系統に下りるためには、途中で、ビタミンCやビタミンB_6、亜鉛のような微量栄養素が必要なのです。

γ-リノレン酸、ジホモγ-リノレン酸は、月見草油や牛乳、バターに含まれていますが、これらにビタミンCはほとんど含まれていません。ということは、このような油を使った料理から、ビタミンCやビタミンB_6、亜鉛などは残念ながら摂取できないと思ってください。

また、リノール酸はサラダ油やコーン油、ひまわり油、大豆油、紅花油など、市販されている油に大量に含まれています。外食料理はもちろん、売られている弁当や惣菜に使われている油は、間違いなくこのリノール酸ですし、私たちの身の回りは、リノール酸だらけといっても過言ではないのです。

したがって、揚げ物や炒め物、さらにはドレッシングやマヨネーズなど、油を使った料理は意識して減らしてみてください。食べ物の中の油を意識しないと、リノール酸ばかりを摂取することになります。花粉症の人には、フライドチキンや豚カツなど、揚げ物の好きな人が多いと思います。これらを好んで食べる人は、リノール酸とアラキドン酸がダブルで加わりますから、もちろん、鼻づまりがひどくなりますよね。

――ああ、確かに私もトンカツや唐揚げなど、揚げ物が大好きです。そういう食生活も花粉症を悪化させることにつながっていたのですね。花粉症の人は、1、2系統のロイコトリエンに変わりやすい肉類や揚げ物、炒め物などを意識して減らし、3系統の食べ物を摂れば良いことになりますね。具体的にはどのようなものがありますか。

3系列のエイコサペンタエン酸は、イワシやサバ、サンマなどの青魚に多く含まれています。だからといって毎日食べる必要はありません。一週間に二、三匹を目途にすればいいでしょう。特に、肉類の好きな人に急に青魚に替えろと言ってみても、無理なことは理解できます。嗜好というものは、なかなか変えられるものではありませんからね。

そんな人は、ぜひこれらの魚の缶詰を利用してみてください。これならあまり抵抗なく食べられると思いますよ。

――そうか、缶詰という手があったのか。これは良いことを聞きました。私は、どちらかという

と魚は苦手な方です。刺身や寿司は好きなのですが、焼き魚、煮魚はあまり食べたいとは思えないのです。

鼻づまり対策は、このように油の種類を替えることなのですね。

同時に、マヨネーズやドレッシング類も含め、思い切って目に見える油を減らしてみることです。たとえば、食後に先ほど話題に上った台所用洗剤を使うことなく、お皿を水洗いできるでしょうか。

――無理だと思います。手がベタベタするでしょうね。なるほど、私たちは思った以上に油を摂っているということですね。そこで、先生のおっしゃる通り油を替えてみると、どのくらいの期間で効果が出るものでしょうか。

マスト細胞が放出するロイコトリエンは、マスト細胞自身の細胞膜中のアラキドン酸から作られるとお話しました。したがって、この細胞膜中のアラキドン酸の量を少なくすればいいのです。

マスト細胞の寿命は約八〇日ですから、細胞膜の脂肪酸割合が変わるには、八〇日あれば十分です。半減期を考慮し、少なくとも花粉症が始まるであろう二ヵ月前から、揚げ物や炒め物などを控え、リノール酸やアラキドン酸の摂取量を抑えることを心がけるべきです。そうすれば、確実に鼻づまりは抑えられますよ。

――なるほど。せめて花粉が飛び始める二ヵ月前には、こうやって食生活を意識する必要があるわけですね。

誤解しないでいただきたいのですが、よく、肉よりも魚が良いといいますよね。花粉症などのアレルギーに関しては、青魚の油が有効に機能するのは事実です。

しかし、だからといって肉が決して悪いわけではありません。それよりも問題は調理法です。意識して揚げ物や炒め物を摂らないことです。これらに使われている油はリノール酸が非常に多く、食材そのものよりも、大量にリノール酸を摂ることになります。たとえば若者たちが好んで食べるフライドポテトやポテトチップスも、じゃがいもを食べ、健康的だと思っているかも知れませんが、実は油を食べているといった方が正しいでしょう。炭水化物食品というよりも、高脂肪食品なのです。

――私は現在でも、残業の合間にコンビニ弁当を食べたり、ファストフード店のフライドポテトをつまんだり、ポテトチップスなどのスナック菓子を食べたりすることがあります。そういう食生活も花粉症の症状を重くしていた原因だったのですね。

コンビニ弁当や外食料理には揚げ物、炒め物が大量に使われています。それに使われている食材も、加工、調理の段階で多くの必須栄養素が捨てられたり、壊されたりしていますし、知らず知らずの間に、炎症をひどくする2系統の油を大量に摂取し、炎症を抑える3系統の油はほとんど口にしないということが起こっています。

ですから、意識して油物を減らしましょう。そして体中の細胞膜に多く含まれているアラキドン酸の割合を、徐々に少なくしていくことです。

――そうすれば、二ヵ月間で体内の油が入れ替わる、と……。

体調が良くなるには時間がかかりますが、反対に逆戻りしてしまうのはあっという間です。ですから、根気強くコツコツと食生活を変える努力をすることを忘れないでください。

調理が面倒、小骨があって食べにくいと敬遠しないで、少しずつでも魚料理を楽しんでください。ただ、フライは極力食べないことですよ。薬と違って少し時間はかかりますが、揚げ物、炒め物を減らすだけで確実に症状は改善します。

それから、すでにお話ししましたが、調理の工程で使われるマーガリン、多くのお菓子などに使われるショートニングも、意識して減らしてくださいね。こうしたモノを食べながら花粉症を良くしたいと思うこと自体ナンセンスです。症状を悪化させるものを入れておいて、症状を軽くしたいと思うことを矛盾といいます。

――全く、耳の痛いお話です。食事を手軽にすませようとすると、ファストフードやコンビニ弁当などは本当に便利ですからね。この便利さという誘惑に負けないためには、結構、勇気がいりそうですね。

人として、まともな食事をしていないからこそ、アレルギー症状は悪化していることを忘れないでください。

この本の冒頭で、栄養の専門家である管理栄養士に「花粉症の人は手をあげてください」と尋ねたときのことをお話しましたね。このように、専門家の中に花粉症の患者さんが多いことは、実は、とても恥ずべきことなのです。たとえば、糖尿病で困っている医師が糖尿病の患者さんの治療ができますか。肥満の管理栄養士がダイエットの指導ができますか。

花粉症の管理栄養士は、花粉症を悪化させる食生活をしていることを肝に銘じなければなりません。

医療や栄養のプロはもちろんのこと、多くの皆さんにとっても、「自分の健康は自分で守る」というのは原則です。あなたの健康状態について、一〇〇％責任を持ってくれる人などいないでしょう？　花粉症になったという事実をしっかり認識し、自分しか、自分の健康を管理できる人はいないのだということを、もっと自覚するべきではないでしょうか。そうすれば、もっと真剣に食べ物を選ぶようになるでしょうし、それらが体に与える影響についても、もっと敏感になるでしょう。

「自分の健康は自分で守る」、こうした決意ある態度こそ、健康な体と心を作るのですから。

法則　その三「今を楽しむ」

――先生、最近はどの病気もストレスが原因だということをよく耳にしますね。先生の前著にも、がんや高血圧はストレスが原因だとありました。

そうですね。人の心と体はつながっていますから、心に抱えたストレスはダイレクトに体に影響を及ぼします。それが、ある人にとってはがんとして表出し、また、ある人にとっては高血圧として表れる、ということです。花粉症もまた、ストレスが一因となって起こっているということを、忘れてはなりません。

――花粉症というと、どうしても「花粉が飛んでいるんだからしかたない」と考えてしまいがちで、ストレスと関係しているのだなんて、あまり考えたこともありませんでした。ストレスと花粉症

も関わりが強いのですね。

これまでもお話した通り、花粉症をはじめとする様々なアレルギー疾患は、もともと、副交感神経が優位な人ほどかかりやすいのです。

交感神経と副交感神経の関係は、きちんと把握されているでしょうが、ちょっとおさらいしておきましょうか。

人の自律神経は、交感神経と副交感神経の二つの神経系統から成り立っています。交感神経は、別名「動の神経」と呼ばれ、昼間、活動的な時間帯に活躍する神経です。交感神経が働くと、おのずと瞳孔は拡大し、心臓の拍動は速くなり、血管は収縮して血圧を上げ、体はエネルギッシュな状態になります。一種の戦闘態勢のような形で、「さあ、がんばるぞ！」とやる気を出すときなど、交感神経は活発になります。

——交感神経は、怒ったり、強い恐怖を感じたりするときにも活発になるのでしたよね。

その通り。激しい怒りを感じたときや緊張が高まったときなどにも、それらに反応して交感神経は高まります。

一方、副交感神経は、別名「静の神経」と呼ばれ、体を緊張から解きほぐし、休息させるように働く神経です。副交感神経が優位になると、瞳孔は収縮し、脈拍のスピードはゆっくりとなり、血圧は下降して、体も心も眠りの体勢を整えます。

人は、交感神経と副交感神経のスイッチを上手に切り替えることで、体や心の健康を保っているというわけです。

――アレルギー症状を発症しやすい人は、もともと副交感神経が優位になりがちな人だったというのは、そのスイッチの切り替えがうまくできていなかった、ということでしょうか。

近頃の子どもたちは私の子ども時代と比べて、かなり過保護な環境で育っていますよね。どこでも冷暖房が完備していますから、暑さや寒さに悩まされることもありません。学校から帰ったら快適な部屋の中でテレビゲームをして過ごし、食事といえば、子どもたちが大好きな肉類が中心。働いているお母さんも大勢いらっしゃいますから、子どもたちのオヤツや食事はコンビニ任せ、という家庭も少なくありません。

――ある意味、そうした〝甘やかし〟の環境が、アレルギー疾患に悩む子どもをたくさん作ってしまった、と。

食事をするときは自然とリラックスしますよね。したがって、ものを食べている間は副交感神経優位の状態になりますが、このとき、食べ物を消化する過程で、異物が混入していても素早く処理できるように、リンパ球であるB細胞はどんどん形質細胞に分化していきます。もちろん、食べ物と一緒に体内へ侵入してきた異物を捕獲するための抗体を放出しますので、たくさんいれば心強いことに変わりありませんが、そうかといってあまりに増え過ぎると、今度は敵ではないものにまで過剰に反応して、アレルギー性の病気を招きやすくなってしまいます。

――なるほど、副交感神経が優位という状態と、アレルギー疾患の間にはそうした因果関係があるのですね。

また、いつも副交感神経が優位の人が大きなストレスを浴びてしまうと、今度はその衝撃でガーンと交感神経が優位になってしまいます。このように、交感神経と副交感神経のブレ幅があまりに大きいと、自律神経もダメージを受けてしまい、花粉症の症状を悪化させてしまうのです。

――交感神経が優位の状態になると、確か、鼻の血管がギューッと収縮して血液が流れにくくなるのでしたよね。

そうです。血液が体内を巡らなければ、粘液などを分泌することもできませんし、鼻や目のバリアをつくることはできません。バリアが脆くなってしまえば、当然、花粉の侵入をたやすく許してしまいますから、あっという間にくしゃみや鼻水、目のかゆみといった症状に襲われてしまいます。

――確かに、私自身のことを振り返ってみても、ストレスと花粉症は切っても切れない関係にあるようです。ということは、先生、ストレスとサヨナラすることができれば、花粉症にも悩まされずに済むというわけですね。

今、自分が無理を重ねているということに早く〝気づく〟ことですね。気づけばその瞬間はストレスではなくなりますから、大きく背伸びしながらゆっくり周りを見渡してみませんか。今まで気づかなかった景色が見えてくるので楽しくなりますよ。

また、ストレスに気づかないで無理を続けてしまえば、交感神経優位の状態が持続してしまいますので、いずれ体は体調不良という形で、あなたに警報を鳴らすことになるのです。

――それが、私の場合は花粉症だったと……。

生活していく上で、人間関係をはじめとしたストレスは様々あるでしょう。でもその本質は「思い通りにならないこと」にあるのです。心のどこかで、「こんなはずではない」という気持ちが消えない以上、ストレスはいつまでも続くことになります。

今、あなたのいる場所があなた自身の現実です。現実を否定してみても何の解決策にもなりません。現状をしっかりと見つめて、それを楽しむことです。

たとえば、皿洗いを命じられたとしましょう。毎日が単純な作業の繰り返し。「こんなつまらない仕事、いつでも辞めてやる」と思いながら、イヤイヤ洗い場に立つよりも、「よし！　ピカピカのお皿で、美しく盛りつけられた料理を喜んでもらおう」と、お客様の笑顔を思いながら皿洗いする方が、楽しくなりませんか。このわずかな気持ちの違いが、今後の人生を大きく変えていくと思います。楽しくやればストレスは消えますよ。

また、今を楽しめる人に、花粉症は似合いませんからね。

――なるほど。何事に対しても、素直に「楽しむ」という気持ちがあればいいのですね。

また、仕事と同じくらいプライベートも充実させたり、何か趣味を持ってそれを楽しんだりするのもいいでしょう。それは花粉症の改善に役立つだけでなく、自分自身の視野を拡大することにもつながりますから。

法則　その四「自然のリズムに合わせる」

――メンタルな面を少し変えるだけで、花粉症を改善できるということがわかりました。これからは、今を楽しもうと思います。

もちろん、「花粉症になったのは、すべてストレスのせい」と結論づけることはできません。むしろ、これまでお話ししてきたような、界面活性剤の使用によってバリアを壊してしまったことや、栄養バランスの偏った食生活などが誘因となって、花粉症を引き起こしてしまったのですから。

そのほかに、睡眠不足や過労などによって症状を悪化させることもありますし、また、花粉症の症状そのものがストレスとなって、さらに睡眠不足や過労などを悪化させるといった、悪循環が起こっている場合もあります。

――先生、睡眠不足や過労なども花粉症を悪化させるとなると、世の中のビジネスパーソンは、たとえまだ花粉症を発症していないとしても、常にそのリスクにさらされていることになりますね。

特に、規則正しく質の良い睡眠をとることはとても大切なことです。

――睡眠と自律神経の関係とは、どのようなものなのですか。

先ほど、自律神経についてお話したとき、交感神経は動の神経、副交感神経は静の神経と言いましたよね。就寝するときには、動の神経によって支配されている活動モードから、静の神経が優位となる休息モードに切り替えなければいけません。つまり、副交感神経を機能させることで、私たちはスムーズに睡眠へ入っていくことができるのです。

——でも、実際にはなかなか寝付けないときってありますよね。考え事をして頭の中が忙しく働いているときとか、頭だけがギンギン冴えてしまっているときとか……。

確かに、そういうときもあるでしょうね。しかし、それでは動の神経である交感神経が優位の状態がずっと続いてしまいますから、いつまでたっても静の神経である副交感神経へスイッチを切り替えることができません。その結果、寝不足や不眠といった状態になり、自律神経のバランスも大きく失われてしまうのです。自律神経が乱れると花粉症の症状が悪化するということは、先ほどお話した通りです。

——聞くところによると、現在では睡眠に関する様々な問題が起こっているようですね。不眠に悩む人も相当数いると聞きました。

昔は、夜になれば自然と街は真っ暗になりました。深夜営業の店などほとんどなく、街灯もそれほど多くありませんでしたから、夜に街を出歩いている人など、よほどの繁華街でもない限り、ほとんどいなかったのです。当然、人々は「夜は寝るもの」と認識していました。
しかし、現在はどうでしょう。二四時間営業のコンビニやスーパーも増えました。通りには街灯が煌々と周囲を照らしていますし、テレビは一晩中、放送を続けています。パソコンやテレビゲームなどで、朝まで遊ぶことも可能ですし、携帯電話が普及したおかげで、どんな時間帯でも友人とやり取りできるようになりました。

——その結果、夜更かしや寝不足があたりまえになってしまったのですね。

そうです。夜にしっかり睡眠を取らなければ、朝方や昼間にうつらうつらとしてしまい、結局、昼夜逆転の生活になってしまいます。こんなふうに不規則な生活を続けていれば、体に無理がかかるのは当然ですよね。
原始以来、人間は太陽とともに活動を始め、日没とともに体を休める生活を続けてきました。なぜなら、人間も自然の一部であり、自然と同調した生活を送ることが、健康に良いことを本能的に知っていたからです。しかし、現代人はそうした生活をいつの間にか放棄してしまいました。科学が進歩し、生活がどんどん便利になった一方で、大切なことを見失ってしまったようです。

――そのような生活が自律神経を乱し、花粉症などに弱い体をつくり出してしまったのですね。

睡眠にはもう一つ、自律神経を整えるための重要な働きがあるのですよ。

一日の長さは二四時間、これは誰もが知っている常識ですね。しかし、人間のバイオリズムは、二五時間であることが科学的にも証明されています。これを立証したのは、ドイツの生理学者であるユルゲン・アショフ氏です。彼は、外界から完全に遮断された部屋に被験者を集め、そこで一ヵ月近く生活させました。その結果、眠ったり、起きたりする人の生活サイクルが、実際は二五時間であることをつきとめたのです。

――それなら私たちの時間は毎日一時間ずつ、後ろへずれていってしまうことになりませんか。

それを調整してくれるのが、実は、太陽の光なのです。

毎朝、人は目を覚まして太陽の光を浴びますよね。このとき、脳の中にある視交叉上核という、神経細胞の集まりの部分が光の情報をキャッチします。それによって夜間と昼間のスイッチが切りかわり、一時間のズレが修正されるのです。このような、二四時間の周期を「サーカディアンリズム」と呼んでいます。

――「体内時計」という言葉を聞いたことがあります。確か、朝になって目が覚めたり、夜になっ

て眠くなったりするのは、この体内時計が知らせてくれるからなのですよね。ということは、この体内時計がサーカディアンリズムを刻んでいるのですね。

そうです。でも、朝方近くまで夜更かししたり、夕方近くなって起きたりというように、昼夜逆転の生活をしているとどうなるでしょう。当然、体内時計は狂ってしまいますし、妙な時間に眠くなったり、目が冴えてしまったりして、日常生活にも支障を来してしまいます。そうしたことがストレスになり、自律神経のバランスはますます乱れてしまうのです。

――そして、さらに花粉症の症状は悪化してしまう……。

ですから、自律神経のバランスを整えるためには、まず、規則正しい睡眠をとることが大切です。夜になったら布団に入り、朝になったら目を覚ます。何も難しいことではありません。とても簡単なことですよね。もし、夜に寝付けないなら布団の中で横になっているだけでも良いのです。そうすると、体はおのずと休まります。

とにかく、夜型の生活から早寝、早起きの生活へ変えること。こうするだけでも、ずいぶん花粉症の症状は改善されるはずですよ。

法則　その五「鼻で呼吸をする」

——**先生、いよいよ「花粉症とお別れするための法則」も最後ですね。**

最後に、呼吸の話を加えましょう。「鼻で呼吸をする」ということです。

あなたは普段、口と鼻のどちらで呼吸をしていますか。

——**そうですね、鼻で呼吸をしています。口を閉じても息を吸えていますから。**

鼻呼吸をしているならOKです。でも、もし口で呼吸をしている場合は、すぐに鼻呼吸へ変えるべきです。口呼吸は花粉症の症状を悪化させるだけでなく、体に様々な害を及ぼしますからね。

——**花粉症と口呼吸ではどんな関係があるのですか。**

それでは、簡単に鼻呼吸と口呼吸の違いを説明しましょう。

本来、呼吸は「鼻から吸って、鼻から出す」という仕組みになっています。なぜなら、すでに第1章でお話ししましたように、鼻には吸った空気を浄化する機能が備わっているからです。

空気中には、目に見えなくても微小のチリやホコリ、細菌、ウイルスなどが舞っています。空気を吸う時は、そういった危険物質も一緒に鼻から吸い込んでしまうのですが、このとき、鼻から吸った空気は鼻腔に通る間に浄化され、チリやホコリなどはきれいに取り除かれます。

——本当に便利な機能ですね！　まるで空気清浄機のような。

そうですね、さらにこの〝空気清浄機〟には、〝加湿〟という機能も備わっているのですよ。乾燥した空気を適度な湿度にして、喉や肺にとって刺激が少ない、取り込みやすい状態にしてくれるのです。

——なるほど。そういえば、人間以外の動物はすべて鼻呼吸をしていますよね。それはこうした仕組みがあるからなのですね。

一方、口呼吸についてですが、もともと口は呼吸をするために設計された器官ではありません。それが、人類の長い歴史の中で言葉を獲得したため、口でも息を吸ったり吐いたりすることができるようになったのです。

しかし、口には鼻のような〝空気清浄機〟の仕組みはありません。そのため、吸い込んだ空気がダイレクトに気管を通ってしまいます。その中には、ホコリや細菌、ウイルスなど、体にとって危険な物質も多く含まれていますから、風邪にかかりやすくなったり、気管支を傷めてしまったりするリスクが高いのです。

――口で呼吸をすると、喉がイガイガしたり、口が妙に乾いたりしますよね。

乾燥した空気が口から直接入ってしまうわけですから、当然、口の中はカラカラに乾いてしまいます。その結果、唾液が不足して口臭や歯周病、虫歯などの原因にもなりかねません。

さらに、口呼吸は免疫力を弱め、アレルギー症状を引き起こしたり、悪化させたりすることもわかっています。

――えっ、口呼吸でアレルギーですか。

口の奥は、扁桃組織といって、食べ物に混入してきた異物を処理するための免疫細胞が集まった、最前基地になっています。本来、口は食べ物の通り道で消化管の入り口なのです。食べ物を咀嚼するためにあり、唾液で処理できなかった食べ物の中の異物を、扁桃バリアで処理しています。しかし、この扁桃組織には、口からまっすぐ入ってきた空気中の異物を、すべて受け止めて処理できるほどの能力はありません。鼻のような呼吸器官ではありませんから、空気を清浄化するフィルターを持たないのです。

口呼吸をくり返すことで、細菌やウイルスがまっすぐ入ってくると、扁桃組織の粘膜にダイレクトにぶつかるので、喉の奥が炎症を起こす危険性が高くなります。その結果、風邪をひきやすくなったり、アレルギー症状を引き起こしたりしてしまうのです。

――花粉症というと、鼻や目に起こる症状のことをイメージしがちですが、実際は、喉でも炎症を起こすのですね。

口呼吸の結果として扁桃腺を腫らしてしまうのは、溶血性連鎖球菌という細菌の仕業です。この菌がバリアをくぐり抜けて皮下組織に侵入すると液性免疫系が作動し、IgGがこれを捕獲します。この状態を免疫複合体といいますが、ここはマクロファージや好中球が貪食しやすくなったオプソニン化ではなく、結合することによって感染力を失わせる中和抗体が働きます。

この免疫複合体は、そのまま尿として排出するため腎臓に流れて行きますが、これが大量に流れ着いてしまうと、血液をろ過する糸球体の基底膜に沈着し、ここで炎症を起こしてしまうことがあります。これが口呼吸をする子どもに発症しやすく、非常に危険な急性糸球体腎炎です。

――腎臓は、体内を巡ってきた血液をきれいにする器官ですよね。それが、口呼吸を続けているためにダメージを受けてしまうなんて。なんだか、花粉症どころの話ではなくなってきましたね。

花粉症で亡くなる人はまずいないでしょうが、腎臓の病気は命に関わります。口呼吸が体に良くないといわれる理由が、これでおわかりいただけるでしょう。

しかし、現在では成人でも口呼吸をしている人が、ずいぶん多いことがわかっています。日本人の約半数、また小学生以下の子どもの約八割が、鼻呼吸ではなく口呼吸をしているというデータもあるほどです。

――確かに、テレビゲームや漫画に夢中になっている子どもたちは姿勢が悪く、ポカーンと口を開けていますよね。そういった習慣が、口呼吸を定着させてしまった原因なのかもしれませんね。

花粉症の改善のためだけでなく、体の健康を維持するためにも、口ではなく鼻で呼吸をするべきです。口呼吸を鼻呼吸に変えただけで健康になれるのはもちろんのこと、ポカンと口の開いただらしない顔がキリッと引き締まりますし、また、集中力や記憶力もアップしたという研究データもあるのですから。

慣れないうち、鼻で呼吸するのはやりづらいかもしれませんが、しばらく意識して続けていれば、やがてそれが習慣になるでしょう。あるいは、薬局などには鼻孔や鼻腔を広げる市販の器具も売られていますし、鼻で正しく呼吸する習慣をつけるのに役立つ紙製の粘着テープもあります。こうしたグッズを使ってみるのも良いでしょうね。

――なるほど。鼻呼吸が大切だということがよく理解できました。先生、これで「花粉症とお別れするための法則」をすべてご説明いただいたわけですが、こうして振り返ってみると、どれもそれほど難しいものではなさそうですね。

もともと花粉症とは、間違った生活習慣を積み重ねてしまったために起こってしまった病気。界面活性剤の利用にしても偏った食習慣にしても、すべてそれだけを取り出してみれば、命に関わる重大な事項ではありませんが、「塵も積もれば山となる」といわれるように、それらの積み重ねが花粉症という結果を招いてしまったのです。

何度もお話ししていますが、〝原因〟のない〝結果〟はありません。花粉症の人は、花粉症になるような生活を続けてきたから、花粉症になってしまっただけのことです。

だから、「一度、花粉症になってしまったらもう治らない」「一生、薬に頼るしかない」と悲観するのではなく、もう一度、これまでの生活を振り返ってみたらいかがでしょうか。ここにあげた五つの法則が良いヒントになり、改めるべき生活習慣がきっと見えてくるはずです。

花粉症の治療に、遅過ぎるということはありません。生き方の間違いに気づき、正しい生活を始めれば良いのです。

Q　スギの木が多い地域ほど、花粉症患者が多い？

A　No。患者数の地域差はありますが、スギの植林面積との間に相関関係はありません。

まず、図表A（次頁）を見てください。これは、「スギ花粉症の都道府県別有病率」のグラフです。山梨県、高知県、埼玉県、栃木県、静岡県の順に多くなっていますね。

もう一つ、図表Bも見てください。これによると、花粉症患者の多い山梨県、高知県、埼玉県、栃木県、静岡県のスギ人工林比率は、そんなに高くありませんね。

これは、「スギの人工林の面積が多いからといって、花粉症患者の数も多くなるというわけではない」ということです。もちろん、北海道の一部や沖縄県ではスギの木がほとんどないので、スギ花粉症の患者数も少数ですが、その他の地域においては、花粉症患者の数とスギ林の面積に相関関係はみあたりません。

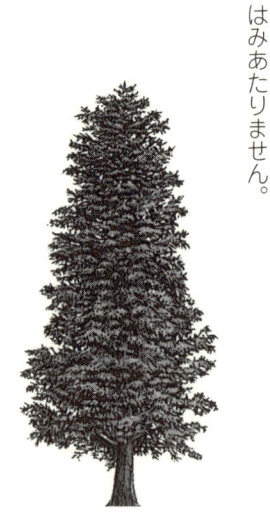

コラム

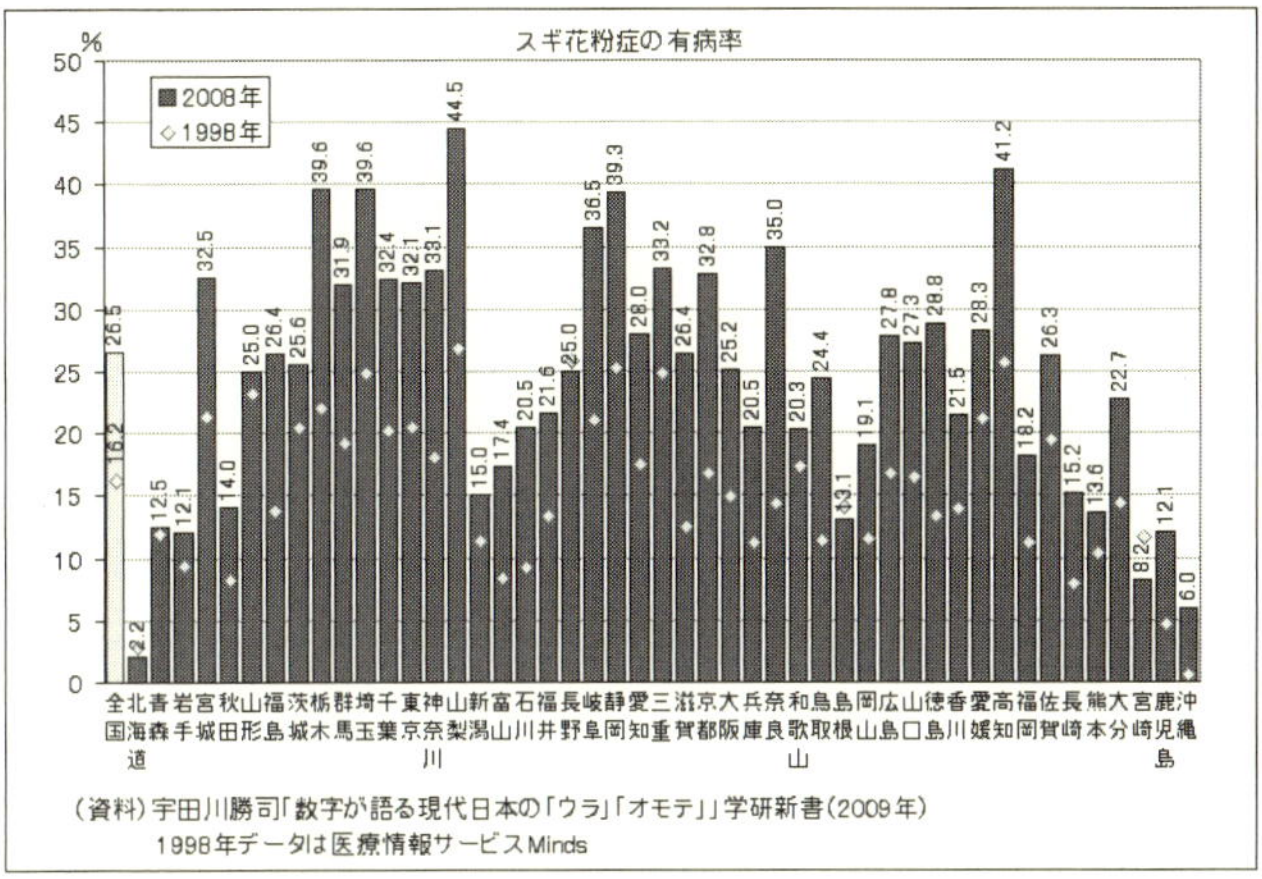

図表A　都道府県別スギ花粉症有病率

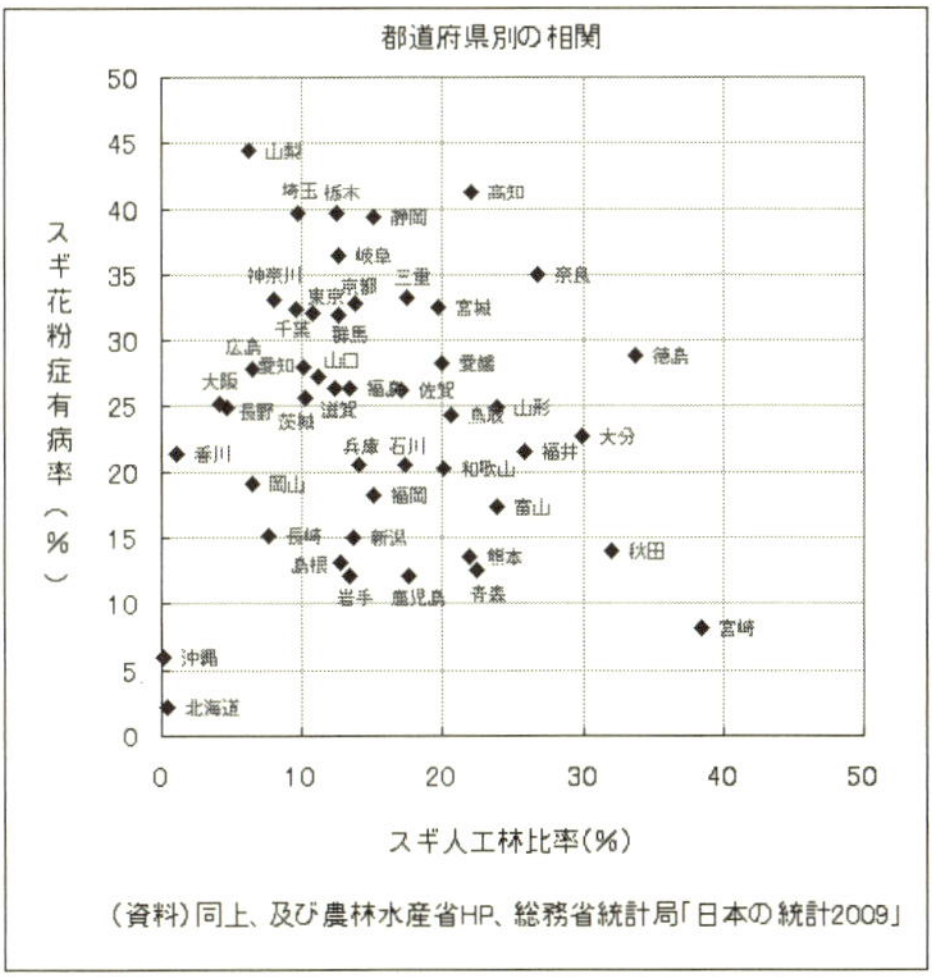

図表B　スギ花粉症有病率とスギ人工林比率

第3章　「健康サイクル」で花粉症と縁のない体をつくる！

1　「入れる―まわす―出す」の健康サイクルという考え方

――花粉症を発症する仕組みとその対策について、これまで先生のお話をお聞きして、よく理解することができました。結局、自分の誤った生活習慣が蓄積した結果、花粉症を招いてしまったのですね。

「生活習慣が誤っていたから、花粉症を発症してしまった」ということは、裏を返せば、「生活習慣を正せば、花粉症は良くなる」ということもいえますよね。花粉症について正しく理解し、現在の生活習慣を改めて見直すことが、花粉症から抜け出すための第一歩といえるでしょう。

――私も、シャンプーなどの利用を控えるとともに、普段の食生活を見直してみようと思います。コンビニのお弁当やファストフードなどに頼っていたこれまでの食生活を改め、できる範囲で自

炊してみます。

そこで、先生が提唱されています「健康サイクル」と花粉症について、お話いただければと思います。

「健康サイクル」とは、「入れる―まわす―出す」がスムーズに繰り返されることにより、健康が保たれるという考え方です。人間の生命活動を支える大切なシステムとして、私が名付けました。

ところで、「今、なくなると困るものは?」と聞いて、あなたは何を思い浮かべますか。

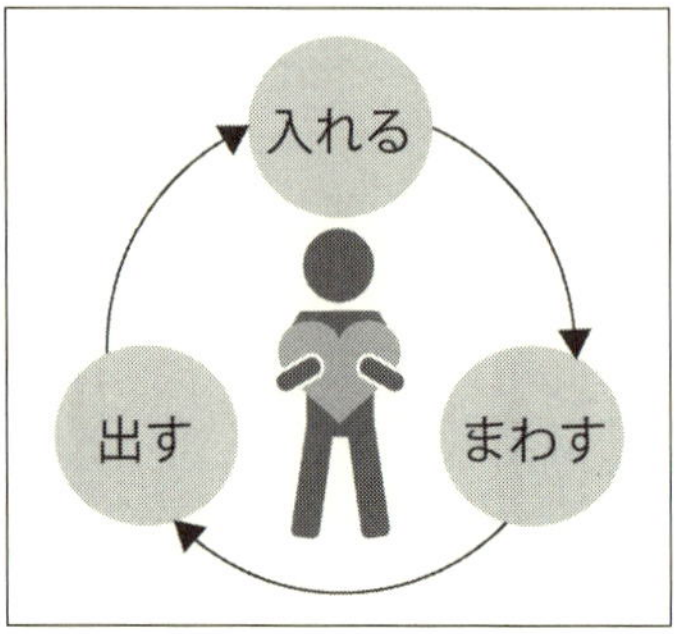

図表10　健康サイクル

「お金」や「お金を出してくれる両親」、「食べ物」や「水」、甘いものに目がない人は「チョコレート」、さらには「愛」、「彼女」なんて人によっていろいろな答が返ってきそうですね。

――なくなると困るものですか……。私にもいろいろな答えが思い浮かびますが、一番大切なものは、ひょっとして「酸素」でしょうか。

本当に大切なものは、身近にあっても案外、気がつかないものですよ。

私たちは、この酸素がなければ、生きていくことができませんよね。そのためには酸素を取り込むこと、すなわち「入れる」ことが必須条件となります。ですから、この「入れる」がサイクルの最初にきます。しかし、酸素はあっても、ホコリだらけの汚れた空気だったらどうでしょう。また、排気ガス、特に一酸化炭素が入っているとどうでしょう。

――病気になったり、生きていくことができなくなったりしますね。

「入れる」中身も大切だということです。ホコリが舞っていれば目に見えますから、きれいな空気のところへ移動するでしょう。しかし、一酸化炭素は目に見えませんね。これは酸素の二五〇倍の速さで赤血球と結合しますので、吸ってしまうと酸素を妨害し、酸欠状態にしてしまうのです。

――ということは、ただ単に「入れる」のではなくて、人に、本当に必要なものを「入れる」ということなのですね。

そうです。必要でないものを知らずに摂り込むと、かえって害となるものがあるので、注意が必要ですね。

酸素を鼻、咽頭、気管、気管支を経て肺胞に「入れる」と、赤血球がそれを受け取って、体内のすべての細胞に送り届けます。すると、酸素を受け取った細胞は、エネルギー源となる栄養素から、効率よくエネルギーを作り出すことができます。つまり、酸素を「入れる」だけでなく、すべての細胞に送り届けることが大切なのです。これが「まわす」という工程ですね。

――人に必要なものを「入れる」ことができても、「まわす」ことができないと生きていけないということですね。

そのために、酸素と結合する赤血球、それを運ぶための血液、その通り道である血管、そして血液を送り出す心臓、それらをコントロールする自律神経など、酸素を「まわす」ためのネットワークが機能しています。これらのうち一つでも機能しなくなったら、「まわす」ことができなくなります。その関連したルートの細胞は、たちまち酸素欠乏状態となり、悲鳴をあげることになるのです。

――先生、私たちは、「入れる」ことの大切さばかりに目がいってしまいますが、むしろ、「まわす」ことの方が大切なように思えてきました。

ほう。第2章でもお話したように、「入れる」や「出す」という工程は、鼻で行いますから、鼻と口を塞がれてしまえば呼吸できなくなる、すなわち生きていけないから、この二つの大切さは誰でもわかることですよね。

しかし、酸素を「まわす」ことの大切さは、目には見えない分、なかなか理解しにくいのです。現代病といわれる生活習慣病のほとんどは、「入れる」「出す」以上に、この「まわす」ことができなくなって発症したものです。「まわす」ことができないから、体温は下がり、がん細胞は増え、高血圧や代謝異常である肥満、糖尿病、脂質異常症、さらには腎臓病などを招いてしまうのです。

――そうだったんですね。一つ視野が広がったような気がします。

花粉症もそう、原因の一つにストレスや寒さがありますが、その際に交感神経が優位になって血管がギュッと収縮するので、血液の流れが悪くなります。そのため、鼻や目に粘膜バリアをつくる材料となるものを届けることができません。同時に分泌機能も低下しますので、粘液もIgAも出にくくなりますね。

――花粉症も「まわす」ことが大切なのですね。

そして三つ目の「出す」。これは先ほどの話から続きます。

酸素を利用して、効率良くエネルギーを作り出した細胞は、同時に細胞内で不要となった炭素を二酸化炭素に変えて、赤血球に返します。そうして、赤血球や血液によって肺に運ばれた二酸化炭素は、鼻から捨てられるので、「出す」という工程になります。それでは一緒にやってみましょう。まず、息を大きく吐いてください。次に息を大きく吸いこんでみましょう。もっと吸って……もっと……もっと……。

――もう無理です。なるほど、「出す」ことができないと、「入れる」こともできないのですね。

呼吸は一回で終わるものではありません。「出す」ことで、初めて「入れる」ことができる。「出す」ことは、「入れる」くらい大切なものなのですよ。

「呼吸」という字は、「呼＝息を吐く」が「吸＝息を吸う」よりも先にきているでしょう。また、扉のところに「出入口」って書いてあるでしょう。「吸呼」や「入出口」という言葉はありませんよね。先人たちは、この原理をちゃんと分かっていたのです。

――「出す」という工程は、再び「入れる」へ続いていくため、ぐるりと巡って「サイクル」になるのですね。

おわかりいただけましたか。「入れる―まわす―出す」でこの流れが終わるのではなく、「出す」は次の「入れる」につながる。この、止まることのない一連の流れが、「健康サイクル」なのです。

コラム

Q コーヒーやチョコレートなどの刺激物はやめたほうがいい？

A Yes。ヒスタミン類似物質を含む食べ物は避けたほうが良いでしょう。

チョコレートやココア、コーヒーは、いずれもかゆみを引き起こすヒスタミン類似の化学物質を多く含有しています。花粉症をはじめアレルギーを持っている人には、決して好ましいものではありません。

ご存知のように、ココアやチョコレートの原料とされるカカオ豆は、アフリカのコートジボアールやガーナなど、コーヒー豆はブラジルやベトナムのような、熱帯と亜熱帯で生産されています。同じ豆でも、温帯から亜寒帯で採れる大豆のような豆科植物とは違って、カカオの種子であるカカオ豆や、コーヒーの果実から採ったコーヒー豆には、このヒスタミン様物質が多く含まれているのです。花粉症の人にはあまりお勧めできません。

それから、ヒスタミン類似の化学物質を含む物として、お餅や玄米があります。特にもち米の表面に多いので、お餅、おかき、おはぎなどの多食は注意してください。また、玄米の糠の部分にも多いので、花粉症の人は、玄米ではなく白米を食べることをお勧めします。

他にも、ほうれんそう、なす、タケノコ、さといもなどにも含まれていますが、大量に食べなければ気にするほどのものではありませんよ。

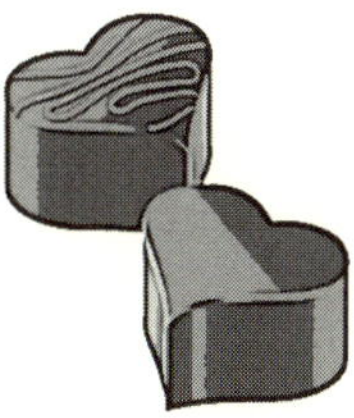

2　健康サイクル「入れる」

――私たちが生きるために欠かすことのできない「酸素」を例にお話いただいて、「健康サイクル」の意味と、その重要性がたいへんよくわかりました。

そこで、視点を食生活に替えてお話いただければと思います。「食」を見直すいい機会だと思いますので。

「食」を見直すことは、ひいては生活全体を見直すことにつながります。

現在の日本では、食べることが〝娯楽化〟あるいは〝ファッション化〟してしまい、食に関する情報があちこちに溢れています。雑誌やテレビなどのメディアは、美味しいとウワサされる店をひっきりなしに取り上げていますし、話題の店の前には常に長蛇の列ができています。コンビニに入れば「新発売」の文字がいつでも踊っていますし、そうした便利で安くて手頃な食べ物を求め、二四時間、お客が絶えることはありません。

――確かに、私たちは洋服や娯楽品を選ぶのと同じような感覚で、食べ物を選んでいるのかもしれません。

人は、何かを食べていれば生きていくことはできます。スナック菓子であれ、ファストフード店のハンバーガーであれ、どれだけ添加物だらけの食べ物だとしても、それらにはエネルギー源だけは入っていますから、人は何かを口にしている限り、生きていくことはできます。
でも、「何かを食べれば、生きていける」ということと、「食べ物をしっかり選び、活きていく」ということは、決してイコールではありませんよね。

――コンビニやファストフード店のものばかりを食べていては、体にとって本当に必要なものは、いつまでたっても入ってきませんからね。

私たちの体は食べたものでつくられています。人間の体は、約六〇兆もの細胞でできていますが、これらは絶えず分裂や再生を繰り返していて、一日平均一兆個の細胞が生まれ変わっています。このとき、新しい細胞の原料となるものは、当然、私たちが口にしている食べ物です。この食べ物が、工場で製品化される過程で栄養素が破壊されたものだったらどうでしょう？
たとえば家を建てようと思っても、建材がひん曲がっていたり、部品や釘が不足していたとしたら、まともな家ができるはずがありませんよね。そんな劣悪な物ばかり食べ続けていたら、いずれ必ず、心身ともにガタガタになってしまいます。

――自分の体が食べたものでつくられていると、心の底から実感することはなかなか難しいですからね。だから、つい、食べ物を選ぶのに無頓着になってしまうのでしょう。

これまでにも、ここぞという大事なときには、活力を得るために栄養があるといわれるものをモリモリ食べたり、風邪をひいたときには早く良くなるようにと、お粥や温かいものを食べたりした経験があるのではないでしょうか。食べ物が体をつくる素になっているとわかっているからこそ、そういう行動をとるのですよね。

――確かに、「いざ！」というときにスナック菓子やインスタントラーメンなどを食べていては、踏ん張る力が出てきませんし、すぐにパワー切れになってしまいます。

このように、私たちはいつも食べ物から生きるためのエネルギーをいただいているのです。つまり、食べ物を体内に「入れる」ことで、私たちは健康な生命活動を行うことができるのです。

――体の中に食べ物を「入れる」っていう感覚は、とても大切なことですね。

そう、「何が食べたい？」と訊かれて、「何でもいいや」と答える人には、「入れる」という意識、感覚はありません。目の前にあるものを、何でもポンポンと口に放り込んでいるような生活からは「私たちの体は食べたものでつくられている」という感覚は生まれてこないでしょうね。

私たちは生きるために、食べ物を口にしています。この誰もが当然のように行っている「入れる」という行為を、もっと意識してみませんか。これを意識することで、私たちがつい忘れがちな、「今、口に入れたものが血となって体中を巡り、健康が維持されている」という感覚が生まれてくるのです。そうすれば、「今、何を食べれば良いのか」と自分の体に聞いて判断する感性が育ちます。「何でもいいや」は「健康なんてどうでもいいや」の裏返し。今、いくら若くて健康そうに見えても、五年後、一〇年後の健康は約束できませんよね。

今まで無頓着だった口に入れるものに対して、少しずつ意識を向けるようになると、体も心も、生活の質も、すべて確実に変わるはずですからね。

(1) 何を「入れる」と良いのか

——では、「入れる」の中でも特に、「食べる」ということに絞ってお話をおうかがいしたいのですが、私たちは、どのようなものを選んで食べれば良いのでしょうか。何か、法則みたいなものがあったら教えてください。

それでは、「何を」「どれだけ」「どのように」食べたら良いのかを、順を追ってお話してみましょう。

まず「何を」食べれば良いのか？　それは、「人が心身ともに健康であるために必要なもの」

を摂る、と素直に考えましょう。そのためには、「生命素」を持つものを食べることです。

――セイメイソ、ですか?

人体にとって必要な栄養素には、食べ物から直接摂るものと、体内で合成されるものの二種類があります。このうち、「体内で合成することができないため、必ず食べ物から摂らなければならない」というものが、約五〇種類ほどあり、一般に「必須栄養素」と呼ばれています。

私は、これら一つひとつの必須栄養素が人間の生命を支えている、という意味合いから、これらを包括して「生命素」と名付けました。

――なるほど、「生命」の「素(もと)」であるから、「生命素」なのですね。

これらの必須栄養素は単独で機能しているのではなく、互いに関連し合いながら作用しています。たとえば、「味覚を正常に保つ」という働きをする栄養素に、亜鉛があります。これは、牡蠣などに多く含まれている栄養素なのですが、この亜鉛だけを十分に摂取しても、単独では機能しません。同時に鉄、マンガン、銅、カルシウム、ビタミンAなどの栄養素がないと、機能することができないのです。

つまり、ある特定の栄養素を機能させるためには、それと関連性を持つ栄養素もしっかり摂れていることが必要であり、一つの栄養素だけを多く摂っても意味がなくなってしまうのです。

――そうなると、どの栄養素がどういったものと関連しているか、すべて暗記しておかないと、正しい食事ができないということになるのですか。それは、ちょっとハードルが高いような感じがします……。

食事を前にして「今日のメニューは、カリウムとマグネシウムとビタミンCは合格。でも、カルシウムとビタミンEが足りないぞ！」なんて、いちいち計算していては、せっかくの楽しい食事も台無しになってしまいますよね。栄養のプロである管理栄養士でさえ、そんな計算をしている人はいませんから、安心してください。

それよりも意識していただきたいのは、「食べる物を変える」ということです。

――食べる物を変える？　どういうことでしょうか？

たとえば、いつもハンバーガーばかり食べている人が肥満になり、食事を見直すように医師から指示されたとしましょう。この場合、毎日三つハンバーガーを食べていたところを、二つに減らしたとしても、全く意味がありません。おわかりいただけますよね。

――うーん、そうですね。確かにエネルギーは減ったかもしれないけれど、体内に入ってくる栄養素が改善されたわけではないから、でしょうか。

そうです。相変わらずハンバーガーばかりを食べているのですから、量が減った分、不足している栄養素はますます入ってきません。つまり、「食べる物を変える」とは、食生活を見直して不足している栄養素を補う、ということなのです。

――では、食べる物を変えるときに注意すべき点は何ですか。

ずばり、「生命素」が含まれているか、ということです。現在、特に若い人や子どもたちは、スナック菓子やファストフードなどを好んで食べていますね。私はこれらを「カラリー食品」と名付けました。カラリーとは、「カロリー」と「カラッポ」の「カラ」をかけあわせたダジャレ。すなわち、カロリー（エネルギー）は摂れているけれど、生命素がほとんどカラッポという食品のことです。

エネルギーだけであれば、何かを食べることで補うことができます。たとえ、ハンバーガーやインスタントラーメンを毎日食べ続けていたとしても、一応、エネルギーを補給することはできるでしょう。

――でも、そこには生命活動を行うために必要な「生命素」が含まれていませんから、こんな食事を続けていては、体調は悪くなり、疲労は溜まる一方ですよね。

そこで私が提唱しているのが、「素食」という食べ方です。

――ソショク？　昔の食事のことですか？

一般的にはそんなふうに思われていますよね。ただ、私は「命の素（もと）」である「生命素」を摂取できる食事との意味を込めて、「素食」と呼んでいます。

――なるほど、「命の素（もと）」だから「素食」なのですね。

ソショクといってほとんどの人が思い浮かべるのは、「肉や乳製品を摂らないベジタリアン料理」や「玄米菜食中心のマクロビオティック」かもしれません。あるいは、戦前や戦後の復興期までの質素な食事かもしれません。

しかし、私が提唱する「素食」とは、わが国の伝統食である和食をベースに、肉類や乳製品をうまくミックスした、和洋折衷の食事をいいます。米を主食に置き、豆類、季節の野菜、海藻、乳製品、肉、魚など、多様な副菜を組み合わせたものです。

――現代人の食生活は、肉類や揚げ物中心の内容になっていますから、先生がおっしゃる「素食」に近づけるには、それらを変えなさいということでしょうか。その代わり、豆類や野菜、海藻、魚などを増やそうと……。

その通りです。栄養学から見ても、そのような食事がもっともバランスが良く、また、健康的であるといえるのです。しかし、せっかく「素食」を心がけても、その中に生命素が含まれていなければ意味がありません。いくら、野菜や豆類が大事だといっても、すべて加工食品やインスタント食品から摂取していたのでは、そこに大事な生命素は含まれていませんよね。

そこでもう一つ、提唱したいのが「全体食」という考えです。

――「生命素」「素食」それから「全体食」。三つ目の考え方の登場ですね。

この「全体食」は、読んで字のごとく、「全体」を「食べる」ということ。たとえば、スーパーでは魚の切り身が売られています。最近の若いお母さんの中には、魚をおろすことができない人も増えているといいますから、そのまま煮たり焼いたりすることができる切り身の魚は、とても便利です。

しかし、いつも切り身だけ食べているのは問題です。なぜなら、切り身は一匹の魚の、ごく一部を切り取ったにすぎませんから、魚の頭や骨に含まれる栄養素は摂ることができません。

結局、摂取できる栄養素に偏りが出てしまうのです。

――ああ、なるほど！　切り身ではなく、一匹、頭からしっぽまで丸ごと食べれば、魚の持つ「生命素」をまんべんなく摂取することができるというわけですね。

丸ごと食べるには、まぐろやかつおなどの大魚ではとても無理です。そう考えると、煮干しやめざしなど小魚類を丸ごといただくことが理想的だといえるでしょうし、小魚であれば、一度に何匹も食べることで、摂取量を増やすこともできますよね。

――全体食という考え方でいうと、肉類より魚介類の方が良いということになりますね。牛一頭、豚一匹、丸ごと食べるというのは無理ですから。そうなると、「健康サイクル」の「入れる」のキーワードは、命のもとになる「生命素」、和食をベースにした「素食」、食べ物を丸ごといただく「全体食」になりそうですね。

食事は毎日のことですから、決してストレスになってはいけません。しかも、現代人は多忙ですから、食事はできるだけ簡単に手早く準備したいですよね。

「生命素」「素食」「全体食」といった考え方に基づいた料理は、どれも特別、手間のかかるものではありません。少し前の時代には、どの家庭のお母さんたちも、あたりまえのように行ってきたことです。

何もかも、すべて〝現代〟のものはダメで、〝過去〟のものが良い、というのではありませんが、現在の食生活を見直し、健康について改めて考える上で、過去の食文化にはヒントになるものがたくさんあるように思います。

――少量で栄養素を効率良く摂取するという考え方については、よくわかりました。次に、食材自体の選び方を教えてください。

食材選びの第一は、「鮮度の高いもの」です。活きいきと生命力あふれる野菜や魚は本当に美味しいものです。

第二に、「旬のもの」、その季節に収穫したものを使うことです。日本には季節があり、四季折々の食材が非常に豊富です。それをわざわざサラダのように夏野菜ばかりを年中食べる必要などないのです。これら季節外れの食材は、ハウス栽培された生命力のあまり強くないものです。

――確かに、コンビニに並んでいるお弁当や惣菜からは、鮮度や旬はほとんど感じられませんね。それから調味料の選び方に、何かルールはありますか。

ひと言でお答えするなら、「本物」を使うということです。

まず食塩は、ミネラルの種類が豊富な自然塩である、海塩を必ず使ってください。次に、食酢、醤油、味噌、みりん、食用油は、手づくりの本物を使ってください。

――調味料に、「本物」「偽物」という区別があるのでしょうか。

昔ながらの製法で、手間ひまかけて造りあげたものが「本物」、様々な薬品を使い、化学反応によって短時間で仕上げたものが「偽物」です。化学的に合成されたこれらのものは、生命素が少なく、添加物の多いものばかりです。安いからと購入すると、それを使い切るまで、含まれている有害成分を着実に摂取し続けなければならなくなります。

購入される時は、表示を丁寧に見てください。原材料の欄に、「何これ？」というものが並んでいたら、間違いなく「偽物」です。

(2) どれだけ「入れる」と良いのか

――次に、「どれだけ」食べたら良いのか、というお話でしたね。

はい。ひと言でいうなら「次の食事の前に、お腹が空く量」ということです。

現代人は一般的に食べ過ぎです。食べ過ぎによって、肥満から様々な生活習慣病を招いています。まだお腹が空いていないのに、「時間だから」と食べることが多くありませんか。社会生活の中にはルールがあり、好きな時間に勝手に食事はできません。そのため、時間がくれば食べなければならないと、惰性と強迫観念によって食事が行われています。

――「次の食事の前に、お腹が空く量」ですか。趣のある表現ですね。先ほどおっしゃっていた感性にも通じる気がします。

「お腹が空く」ことは、免疫機能を高めるためには大切なことなのです。

食べ物には必ず細菌やウイルスなどが大量にくっついて入ってきます。唾液や胃液を潜り抜け、さらに小腸から吸収されようとすると、そこにマクロファージや好中球のような貪食細胞が待ち受けており、どんどん処理してくれているのです。

しかし食事量が多かったり、間断なく、だらだらと食べ物が入ってきたりすると、それら異物も次々と大量に侵入してきますから、食細胞たちはたまったものではありません。すぐにお腹がいっぱいになり、処理することが困難になってしまいます。

マクロファージや好中球が、貪食機能を十分に発揮させるためには、むしろお腹を減らすことが必要なのです。適度な断食が体に良いといわれるのも、このためです。

――そういえば学生時代には、いくら食べてもすぐにお腹が空いていましたが、今はあまりお腹が空いていなくても、時間になれば食べてしまいます。私の年齢では一日当たり二六五〇キロカロリー必要だと聞いていましたので、三食きちんと食べなくてはいけないと思っていました。

数値にとらわれることはナンセンスですよ。その数値はあくまでも目安でしかありません。「日本人の食事摂取基準」や「日本食品標準成分表」などは、給食施設などで大量調理する場合の、計算上の目安にするためのものです。個人でも目安に使えるというだけで、この数値を目指して食事をしなければならないというものではありません。

よく「この味噌ラーメンのカロリーは四八六キロカロリーだよ」と得意げな表情で語る、数字大好き人間がいますね。また、テレビ番組の中で「ピンポーン。このポークカレーの方がカロリーは高く、八〇三キロカロリーです!」というのを聞くと、ついついテレビに向かって「その最後の三キロカロリーっていったい何?」と質問しそうになってしまいます。

数字で捉えた方がわかりやすい、ということで用いるものであって、その数値にならなければ異常だ、と思うことの方が異常なのです。

人は、身長、体重、筋肉量、脂肪量など、みんな違いますし、同じ人でも、出勤日と休みの日に、必要とする栄養素量が同じであるはずがありません。もちろん、重症の肝臓病や、腎臓病のような内臓疾患の場合には、食事療法が必要ですから、目安となる数値をうまく利用しましょうね。

（3）どのように「入れる」と良いのか

――「何を」「どれだけ」の次は、「どのように」食べたら良いのか、お願いします。

ここは「一回の食事」、「一日の食事」、「生涯を通しての食事」と区別して考えてみることにしましょう。

まず、「一回の食事」はどのように食べたら良いのか。やはり「生命素」を摂るという考え方が必要です。そのためには、見た目の色。できるだけ「カラフルな食事」を心がけることです。少なくとも白、黄、赤、緑、黒の五色をそろえましょう。これは食材の色ですが、わからなければ料理の色でもかまいません。ただし、添加物である着色料は除きます。

――「一日の食事」ですが、朝食、昼食、夕食をどのように食べたら良いのでしょうか。

私は三食の中では朝食を大切にしています。旅館の朝食を思い出してください。もちろんあのような豪華なものではありません。主食であるご飯、主菜に魚、サケやアジの開きといきたいところですが、ここは魚の缶詰でも、魚の替わりに卵でもかまいません。副菜に豆腐か納豆か海苔、汁物に野菜が入った味噌汁、さらに漬物があれば言うことなし。まさに日本の朝食って感じです。

――お医者さんが書かれた本に「朝食は抜いた方が良い。朝からそんな無理して食べる必要がないから」とありましたが、これはどうなんでしょう。

それは本末転倒です。朝は朝食作りが楽しめるくらい、早起きする生活を心がけることです。夜更かしをすると、誰だって朝は起きられません。時間ギリギリのところでイヤイヤ起きるから、食パン一枚に危険なマーガリンを塗って、インスタントコーヒー一杯で家を飛び出すことになるのです。

――ズキンと胸にささるお話ですが、確かにそうですよね。朝食が食べられない生活の方が不自然ですよね。「早寝、早起き」、子どもの頃によく聞いた言葉だけど、勤め始めるとなかなかこれができなくなってしまうんですよね。

「早起きは三文の得」とも言いますよ。

次に昼食ですが、朝食が充実していれば、外食でもかまいません。昼食は先ほどの、できるだけ「カラフルな食事」を心がけてください。カラフルという観点でいえば、いろいろな惣菜が盛りつけられた定食がベストですが、お腹が空いてないときには、無理して食べてはいけません。「今日は少なめでお願いします」と言っておくことです。

まともな朝食を摂っていない人は、どうしてもエネルギーを重視したものになるので、ラーメンにチャーハンと栄養素の偏った食事になってしまいます。色も黄色中心ですよね。

――昼は外食でも良いのですね。

弁当を作る時間と心の余裕があれば、それにこしたことはありません。しかし、毎日となると現実的ではありませんよね。先ほどお話したように、口に入れるものを意識するようになれば、決して変な昼食を選択することはなくなりますよ。もちろん、ファストフードやコンビニの弁当に頼ることになったとしてもね。

やむなくコンビニ弁当を食べざるを得ないときも、添加物の表示に自然に目が向くようになります。「Aよりも、こっちのBを食べようかな」と選択眼ができてきますよ。

――それをお聞きして、少し気持ちが楽になりました。

ええ。無理することはありません。食事は楽しむものです。以前、「添加物が入っているものは一切口にしませんと」言われる女性に会ったことがありますが、メンタル面も含めて、気の毒なくらい不健康でしたよ。

食は日々の積み重ねです。決して肩肘張ってはいけません。「これは九八一キロカロリーもあるから止めておこう」「これはｐＨ調整剤が入っているから食べちゃだめ」「これは一〇〇g当たりビタミンCが一五〇mg入っているから、毎日食べなさい」などと、野暮なことを言うつもりはありませんよ。

最後に夕食ですが、これは「楽しんで食べる食事」です。適度のアルコールを楽しむのも良いと思います。ただ、食べたあとは就寝になりますので、あまりボリュームのあるものは良くありません。また、甘いものや炭水化物が多過ぎると中性脂肪に変わり、肥満になりやすいので注意しましょうね。魚介類や豆類などのたんぱく質と、青菜を中心とした煮野菜を楽しまれると良いでしょう。

――三つ目は、「生涯を通しての食事」ということですね。

ここは専門的に「ライフスタイル別」と表現しますが、食事内容は年齢によって変わっていくものです。「年齢相応の食事」を摂ろうということですね。

先に結論からお話ししますね。元桜美林大学名誉教授の故川島四郎先生が『食べ物さん、ありがとう』（朝日文庫）の中に書かれています「年相応、食べ物を獲得する力に応じて食べること。自然界の中に体一つで放り出されたとして、その年齢の力量で何が採れるか。その能力に合わせて食べればいいんです」という この考え方を、私も皆さんにお伝えしています。

たとえば、乳児は母乳が食事ですよね。「日本人の主食は米だ！　だから米を食べなければならない」と、乳児にご飯を食べさせる親はいないでしょう。

また、逆のパターンもあります。私は一週間の半分はホテル暮らしですが、朝食に和食か、バイキング料理が食べられるホテルに泊まっています。そのバイキング会場で、楽しそうに食事をされている老夫婦や、お孫さん連れのお爺ちゃんやお婆ちゃんをお見かけすることが度々ありますが、皆さん、パンをあたりまえのように食べられているのです。

もちろん、それはそれで結構ですが、見ると老夫婦の場合、いつも朝はパン食をされているんだろうな、お孫さん連れの場合は、毎食子ども中心の食事をされている家庭だろうな、と推察できる光景なんです。お孫さん連れのお爺ちゃんなら、「こんな時こそ思い切って、朝はご飯とみそ汁を食べたらいいのに！」と思うのですが、それはお節介なことなんでしょうね。

――先生はそんなこと考えながら、食事されているのですか。でも、確かに年齢相応の食事があっても良いですね。私の場合、はるか未来のことですが、お爺さんになったときに幼児と同じメニューを食べることができるかどうか、ちょっと考えさせられますね。

ちょっと脱線ぎみになりますが、「ライフスタイル別」ということで、少々考えてみたいことがあります。

日本人の主食であるお米。「どのように食べるのが理想か?」と答えを求めると、「玄米だ」「白米だ」と二つに分かれてしまいます。なぜなら答えは一つという思い込みがあり、また、その背景に年齢相応という観点がないためです。

名の通った先生たちの書かれる食の本は、ほぼ「玄米派」となっています。書かれているのは、私も含めて、そんなに高エネルギーの食事をする必要のない先生ばかり。したがって五〇の必須栄養素である「生命素」を、少ない食事量ですべて摂取しようと思えば、「全体食」である「玄米」にする方が理想的だ、となりますよね。

しかし、玄米はしっかり噛まないといけないので大量に食べられませんし、栄養価が高い分、多くを摂る必要もありません。高エネルギー食が必要な育ち盛りの子どもや、運動量の多い人には、むしろ、消化・吸収の良い、白米の方がいいと思いませんか。

「お米はどのように食べるのが理想か」という質問に対しては、玄米も、白米も共に正解なのです。さらに、玄米と白米の間に、三分搗き、五分搗き、七分搗きもあることを忘れないでください。エネルギー量を重視するなら七分搗き、栄養素を重視するなら三分搗きにして、楽しむこともできるのですから。

――子どもは子どもの、大人は大人の、お年寄りはお年寄りの食事があるということですね。

明治時代の詩人、宮沢賢治をご存知ですか。

彼は現在の岩手県花巻市で生まれ、盛岡高等農林学校（現岩手大学農学部）に首席で入学し、稗貫農学校（現花巻農業高等学校）教師をしていた博学者です。

彼の作品、『雨ニモマケズ』の中の一節に「一日ニ、玄米四合ト、味噌ト少シノ野菜ヲタベ」というのがあります。味噌と少しの野菜以外で、必要なエネルギーと必須栄養素を玄米で摂ろうとすると、少なくとも一日四合は必要だと言っているのです。「玄米推進派」の先生たちでも、さすがに一日に四合食べるのは、ちょっときついのではないでしょうか。

また残念なことに、彼は三七歳という若さでありながら、急性肺炎で亡くなっているのです。

――う〜ん。これは難しい。先生のおっしゃりたいことは、「玄米正食」や「粗食」がすべての人にとって良いわけではないということでしょうか。

ははは、解説をありがとうございます。玄米正食の良さを否定する気はサラサラありませんが、現代の若者たちがこのような食事で満足できるのか。さらに、当時の人たちのように短命に終わる可能性がないのか、また、身長が低いままでいいのかということを、私は言いたいのです。

たとえば、大男として語られている坂本竜馬の実際の身長は、一六九㎝だったそうです。江戸時代の男性は総じて一五〇cm台でしたから、彼はずいぶん大きく見えたのでしょうね。

——昔の日本人は、私たちが想像するよりも、ずっと小柄だったようですね。

それから、よく粗食の良さを紹介するときのお話をしてみましょう。

ドイツの医学者ベルツ博士は、一八七六（明治九）年、東京医学校教師として来日し、近代医学の発展に貢献をしています。彼は人力車の車夫の体力に驚いたと、記録に残しています。東京から日光までの一一〇kmの道を、一四時間半で走ったというエピソードを紹介しているのです。

ベルツは当時の食事があまりにも質素だったことに驚き、車夫に肉などを与えたところ、三日でダウンしたそうです。元の食事に戻してほしいとの申し出により元に戻したところ、元気になって走れるようになったという逸話があります。

また同じ頃、大森貝塚を発見したアメリカの動物学者モース博士は、飛脚が一日に二〇～三〇km以上を毎日あたりまえに走るのを見て驚いたそうです。彼らの食事内容を調べたところ、先の人力車の車夫同様、「ご飯と一汁一菜」のいわゆる粗食だったそうです。そこで博士は、彼らに肉を食べさせ、牛乳を飲ませたところ、次の日から疲れを訴えて皆、走れなくなってしまったということです。

こちらも元の粗食に戻したところ、何事もなかったかのように走れるようになったそうです。これらは、「粗食こそ理想食なのだ」とする根拠として語られる内容ですが、これを聞いてどのように感じましたか。

――う〜ん。面白いお話とは思います。当時の食事内容では、短命であり背は伸びないけれど、体力はつくということですよね。さて、どちらに軍配を上げるのでしょう?

この話には時代背景が抜けています。当時は歩かなければ何もできなかったし、どこにも行けませんでした。子どもの頃からしっかり野山を歩く習慣がありましたし、そうやって体力をつけなければ、生きていけない時代だったのです。

その頃の食事には、牛肉や豚肉、牛乳はありません。地産地消しか方法がなかったので、その土地で採れる食材で生き延びてきた人だけが、私たちの先祖になったというわけです。

そのような食生活しか経験のない人に、急に肉や牛乳を「栄養価が高い食べ物だ。どうだ、体力がつくだろう」と食べさせても、それを消化する酵素が不十分なので、かえって体調を崩すのはあたりまえの話です。

――ということは、現代の食生活に対応できない人は、生き残ることができないとなりますか。

そうではないのです。当時は、他のものを食べようにも、それしかなかったのです。それに対して現代の日本は、良い悪いは別にして、お金さえあれば、何でも食べられるということです。何でも食べられるからこそ、正しい選択が必要なのだとお話しているのですよ。

青年期までは何を食べても、若さに隠れて元気そうに見えるでしょうが、食に無関心であれば、壮年期になる頃には、目に見えて体力はなくなり、健康度は確実に低下していくということです。

――そうなると、食事は「今」のことだけを考えて行うのではなく、「将来」のことも考えて選ばなければならないということですね。

その通りです。今、口にしているものが何年後、あるいは、何十年後かの健康を左右するということを忘れてはいけません。そう心がけていれば、おのずと正しい選択ができるようになるはずです。何でも食べられる時代だからこそ、食に関心を持たなければ、健康でいられることは難しいかもしれません。

そこで、自分の体に少し関心を向けてみましょう。意識しなくても心臓は勝手に動いていますし、血液は休みなく流れています。また、無意識のうちに呼吸をしていますし、細胞の中では黙々と栄養素の化学反応が行われ、古い細胞と新しい細胞が常に入れ替わっています。それらの営みのすべてが、私たちが「入れる」食べ物によって行われていることを、時々は思い出してみませんか。

Q 甜茶は花粉症に効く？

A Ｙｅｓ＆Ｎｏ。お茶に含まれるポリフェノールが花粉症に「効果あり」とされていますが、即効性はありません。

ここ数年、花粉症に悩まされる人たちの間でブームとなっているのが、甜茶や杜仲茶などのお茶類。「飲み続けると、花粉症の症状を抑えることができる」として、毎日せっせと飲んでいる人たちも多いようです。

平成一九年、厚生労働省の研究班が全国九六の耳鼻咽喉科の診療所、病院で行った「民間医療の実態調査」によると、成人のアレルギー性鼻炎患者六七〇〇名中、一九％の人が「お茶を飲む」などに代表されるような民間医療を行っていました。

コラム

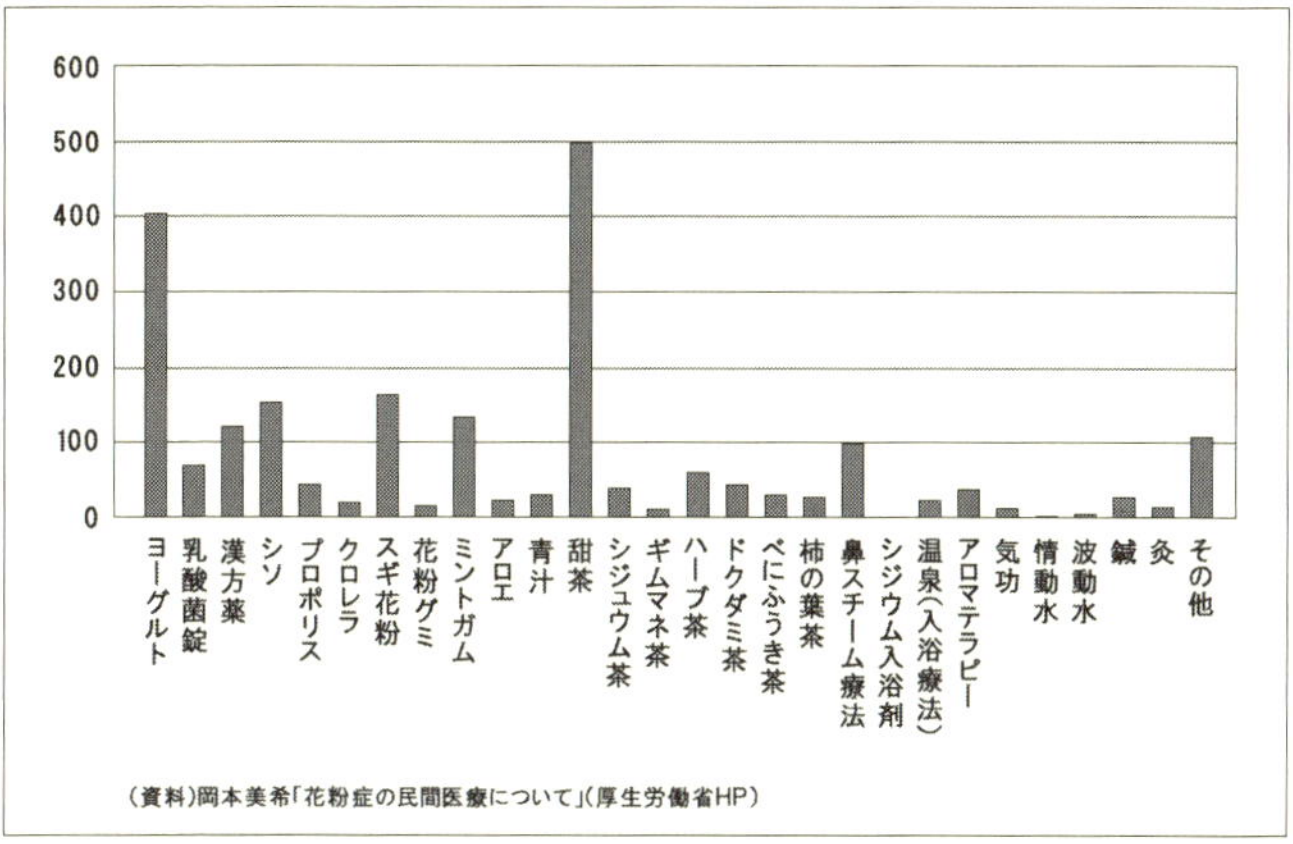

（資料）岡本美希「花粉症の民間医療について」（厚生労働省HP）

図表C　花粉症の民間療法

結果は図表Cの通り。第一位の「甜茶」を飲んでいると答えた人のうち、一四％が「効果あり」、五一％が「効果なし」、三五％が「不明」と回答しています。「効果なし」が約半数を占めているのは、薬のような即効性がないためでしょうね。

筆者は花粉症に限らず、健康をサポートするお茶として、吸収の良いポリフェノールを含む「ルイボスティー」をお勧めしています。カフェインが含まれていませんので、子どもや妊産婦でも安心してお飲みいただけますよ。

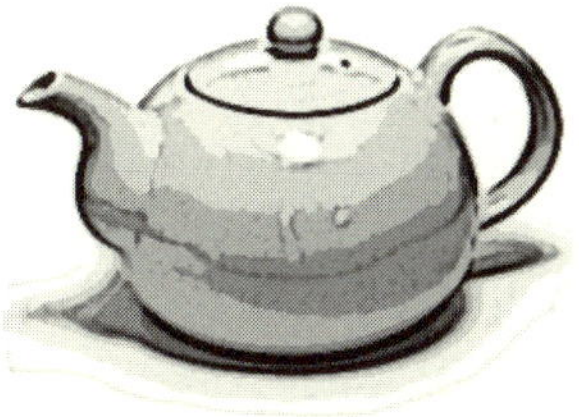

3　健康サイクル「まわす」

――「入れる」ことが大切なのは、わかっていると思っていましたが、これが今、実際に何を食べたらいいのかとなると、つい「何でもいい」と言ってしまう自分があったように思います。これで、しっかり頭の中で整理できました。

それでは、先生、次の「まわす」についてお話をお聞かせください。先ほど、「まわす」ことができていないから、がんをはじめとした生活習慣病になると聞いて、すごく納得しました。

私たちは「入れる」すなわち、食べることに関心はあっても、なかなか「まわす」という感覚は持てないものですね。これは、一体なぜでしょう。

食べる行為は意思を持った意識の領域ですね。それを咀嚼し、いったん飲み込んでしまうと、そこからは、無意識の領域になりますよね。今、咀嚼したものを飲み込み、食道を通っているという感覚までは意識できても、胃の中で塩酸によってたんぱく質が壊され始めたとか、小腸の微絨毛で、アミノ酸がどんどん吸収されているとか、ビタミンCが門脈を通って肝臓に行っているというような感覚は全くありません。これらを、直接見ることも感じることもできないからです。

――そうか、「まわす」は無意識の世界なのですね。

口や鼻などを通して「入れた」栄養素、酸素、熱など、これらを全身のすべての細胞に送り届けなければいけません。

そのために、それらを運ぶ約五ℓの血液があり、それを流すための約一〇万kmに渡る血管網や、一日に約八トンもの血液を送り出す心臓、その中で酸素を運搬する赤血球など、人体には、血液を「まわす」ための、一大ネットワークが形成されています。

そこで、「心臓をもう少し速く拍動させてください」「血管をもう少し締めてください」「足先にもう少し赤血球をまわし、酸素を送ってください」といっても、これらをすぐに実行できますか。

――到底、無理ですね。

そうでしょう。これらは、意識してできるものではありません。この心臓の心筋や血管の平滑筋は不随意筋で、意識では動かせない無意識の筋肉です。この不随意筋を動かすように命令するのは、脳の真ん中にある視床下部で、それによって自律神経の交感神経が働き、心臓の拍動は速くなります。

――緊張すると、心臓がドキドキするのは、そのためですよね。

ストレスが続くと、交感神経が優位になり、血液の流れが悪くなるので、花粉症にもかかりやすくなり、症状も悪化しやすいとお話ししましたよね。

そのためにも、「まわす」は健康のためにはもっとも重要なのです。「入れる」のところで、「酸素が入れられなければ生きてはいけない」と言いましたが、正確に言い直すと、「酸素を肺の肺胞まで入れても、これを必要とする細胞に届かないと、生きていけない」ということになりますね。同様に、人に必要な「生命素」を持った食べ物を摂取しても、これを必要とする細胞に届かないと何の意味もないのです。

――血液は意識して「まわす」ことができないのに、「まわす」ことを意識しなければならない？ いったいこの矛盾に、どう対応したら良いのでしょうか？

そう、ここがもっとも肝心なところです。意識と無意識が同居している器官、呼吸器を使えば良いのです。私たちは、無意識に呼吸を行っています。これは浅い呼吸なので、もっと大きく深呼吸を繰り返してください。

どうでしょう。血液の流れを全身で感じませんか。

――なるほど。少し感じます。

呼吸は次の「出す」にもつながる大切なところです。もちろん、この「呼吸」も自律神経が関与しており、「呼＝二酸化炭素を吐く」は副交感神経が、「吸＝酸素を吸う」は交感神経が主に司っています。

交感神経には血管を収縮させる働きがありますので、ストレスが長く続くと、血行が妨げられてしまいます。

したがって、血液をスムーズに「まわす」には、副交感神経を刺激することです。これは、息をゆっくりと大きく長く吐き出すことで可能になることがお分かりいただけるでしょう。

――ヨガなどで用いる呼吸法は、息をゆっくりと吐くことが大切と聞きますが、なるほど、このような意味があったのですか。意識して「まわす」ことができるのですね。

もう一つ、血液を全ての細胞に送り届ける最善の方法は、腹の底から笑うことです。最近、笑っていますか？　涙を流しながら思いっきり笑うと、呼吸はどうなっているでしょう。

――はい、笑いながら息をしっかり吐いていますね。

お腹がよじれるくらい笑うと、頭の中は空っぽの状態になるでしょう。ストレスもすべて消えてしまいますよね。笑いは、意識して息を吐くこと以上に、効果の高いものですよ。

それから最近は、手足をはじめ、体温の低い人が多くなりましたね。これは血液が「まわる」ことができていない証拠ですよ。手先、足先を意識して動かしてみてください。また、気がついたときは、一日何度でも、息を吐くことを中心にゆっくりと深呼吸を繰り返しましょう。

4　健康サイクル「出す」

――そしてもう一つ。「入れる」「まわす」のあとに続くのが「出す」という工程ですね。これは、体内で不用となったものを鼻や口、便や尿から排泄する工程でよろしいでしょうか。

はい、その通り。その他には、汗から出て行きやすい重金属類、それから体温調節のために皮膚や汗から出て行く体熱などがありますね。たとえば下痢は、不要なものを「出す」反応として必要なものです。また、女性に多い便秘。皆さん、軽く考えていらっしゃるかも知れませんが、出せないという意味で立派な病気ですよ。

――食べ物のカスは便として、血液中の老廃物や水分は尿として体外へスムーズに排泄されなけ

れば、新しいものを取り込むことはできない、ということですね。

人間の生命活動は、決して「出す」ことで終わりではありません。不用となったものを「出す」からこそ、新鮮な栄養素や酸素を再び体内へ取り込むことができる、すなわち「入れる」ことができるのです。つまり、「健康サイクル」を構成する「入れる」「まわす」「出す」という、三つの工程すべてが大切であり、対等の関係であることがおわかりでしょう。

――どの部位でトラブルが起こっても、必ず体に重大な問題を引き起こしてしまうのですからね。どこか一ヵ所でつまずいてしまったら、そのあとの工程まで、まるで将棋倒しのようにダメージを受けてしまうということですよね。

だからこそ、こうした「健康サイクル」をクルクルとスムーズに回転させておくことがとても大切なのです。「入れる」ばかりに気を配って、「まわす」「出す」がおざなりになってしまっては、全く意味がありません。

――今日、先生のお話をうかがって、「自分の健康は自分で守る」ということがどれほど大切なことか、よく理解できました。花粉症にしても、その他の病気にしても、結局、自分で病気の種を蒔いてしまったから、芽を出してしまったのですよね。

その通りですよ。まずそこに気づくことが、病気治療のための第一歩です。病気が間違った生活習慣に由来するのなら、何よりもまず、その生活習慣を正さなければなりません。

免疫学の第一人者、新潟大学の安保徹先生は、「私たちの体は、決して間違いを起こさない」とおっしゃっていますが、これこそ、まさに的を射た言葉だと思います。原因のないものはありえません。すべて原因があって結果があるのです。その原因を正そうとしないで、対症療法的に薬で症状を止めてしまうと、必ず副作用という代償を背負うことになるのです。

――花粉症も私たちの生き方から生まれたもの。そういったものを発症させることで、体は私たちに「間違った生き方をしているよ」「改めた方がいいよ」と知らせてくれているのですね。

私たちはそうした声に対し、真摯に耳を傾けなければなりません。病気を疎ましいとか、厄介なものだと思わず、「警告してくれてありがとう」という感謝の気持ちで捉えれば良いのです。そうすると、おのずと生活習慣も改善されてくるでしょうし、病気も必ず良くなります。

――「病気に対する感謝の気持ち」ですか。なるほど、そうした謙虚な心が必要なのですね。私もそうした心を忘れず、「健康サイクル」の考え方をベースに、まずは自分にできることから生活へ取り入れてみようと思います。先生、どうもありがとうございました。

コラム

Q サラダ油は使わないほうが良いの？

A Yes。リノール酸を多く含むサラダ油は、極力使用を控えましょう。

大豆を搾れば大豆油、ゴマを搾ればゴマ油。けれども、サラダを搾ってもサラダ油は作れませんね。サラダ油の本当の原材料はわからないのです。安価なものでは、ヤシ油やパーム油が原料になっているものもあります。サラダ油は花粉症の症状を悪化させるリノール酸を多く含む油ですから、できるだけ使用は控えましょう。

図表Dをご覧ください。花粉症の人にとって大切な油は、α-リノレン酸を多く含むものです。

油の使用は、次のものを参考にしてください。

1. サラダなど加熱しない場合……シソ油、エゴマ油、亜麻仁油
2. 炒め物の場合……オリーブ油〈エクストラ・バージン〉
3. 揚げ物の場合……キャノーラ油（菜種油）、ゴマ油

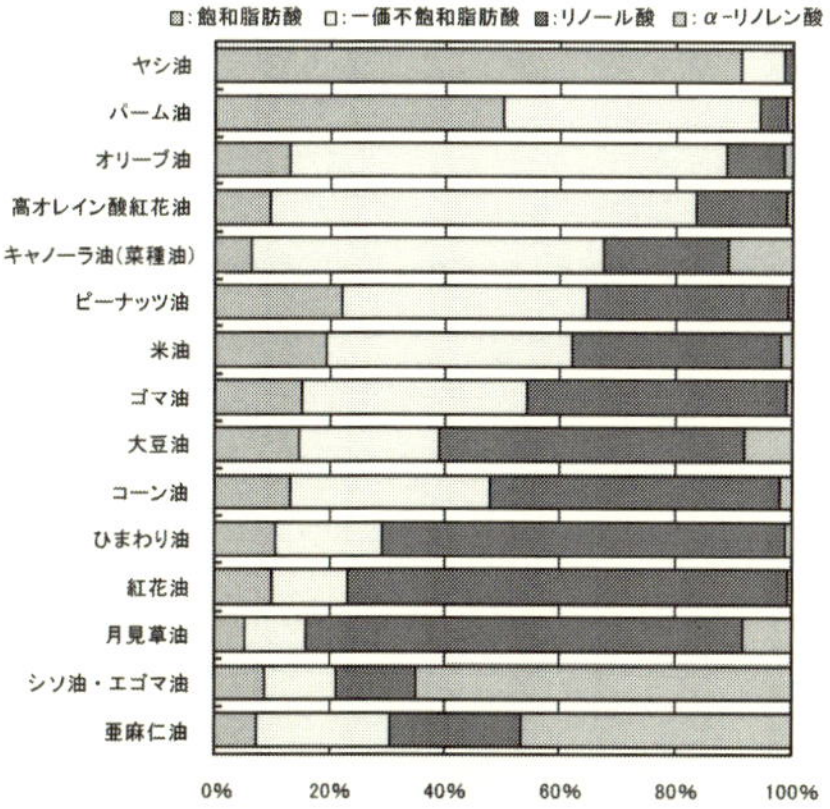

図表D　食用油の脂肪酸組成

あとがき

「花粉症」は、以前から書きたかったテーマの一つです。

当初は、花伝社さんから出版させていただいた『「脱！〇〇サイクル」のすすめ』シリーズの第三作として、アレルギー、とくにアトピー性皮膚炎を題材にして書こうと考えていました。

ところが昨年、ある洗顔石鹸を使用した人たちが、小麦アレルギーを発症するという事件が起こったのです。それも半端な数ではない、大勢の人たちが巻き込まれる事態となり、これは大変な事件だと思いました。アナフィラキシーショックによって呼吸困難となり、救急車で搬送されるなど、重篤な人たちも続発したのです。

これまでも栄養学的な見地から、ある特定の食べ物を摂ることによって発症するアトピー性皮膚炎や、喘息などの症例を数多くみてきましたが、石鹸が原因で小麦アレルギーになるなんて、筆者自身、想像すらしていませんでした。

怖いのは、石鹸の使用を止めても小麦アレルギーの体質は永久に続くということです。小麦という、日常、高頻度で口にするものを、今後一切、口にすることができなくなり、食材を神経質に選ばなければならず、毎日、びくびくしながら食事をしなければならないつらさを、こともあろうに〝愛用者〟といわれる人たちに背負わせてしまったのです。

過去にも類似の事件がありました。一九五五年には、ヒ素が混入した粉ミルクを飲用した乳幼児に、多数の死者や中毒患者を出した「森永ヒ素ミルク中毒事件」が起こっていますし、一九六八年には、PCBが混入した食用油を摂取した人々に、皮膚障害等を発症させた「カネミ油症事件」も起こっています。今回の旧「茶のしずく石鹸」の事件も、これらに匹敵する、とんでもないことなのです。

「すばらしい商品」、「信頼のおける会社」と信じ、テレビCMで繰り返された人気女優の言葉に勇気をもらい、良かれと思って石鹸を使用した人たちに、落ち度や責任はありません。やりきれない思いや虚しさが残ります。

今回、石鹸によるアレルギーのトラブルが起きたと聞き、筆者は同様の問題が他で起きてはいないかと考えました。石鹸といえば皮膚を洗うものですから、本来なら真っ先にアトピー性皮膚炎のことが思い浮かぶのでしょうが、筆者が連想したのは、花粉症のことでした。

まぶたの腫れ、止まらない鼻水、これらは花粉症に類似する症状です。今回の事件と花粉症との間に、何か共通点があるのではないかと考えてみました。その結果、「石鹸が鼻や目のバリアを破壊した」という、花粉症への答だったのです。

花粉症はすでに、「国民病」になっています。決して、珍しい病気ではなく患者数は増える一方です。花粉症の特徴は、これまで何ら不自由なく生活していた人たちが、ある日を境に突如発症すること。突然、発症する病気ほど怖いものはありません。

花粉症が発症する原因は何だろうと、筆者自身、常に考えてきました。十数年前に、活性酸素や食用油が原因だろうということまではたどり着きましたが、まさか、石鹸が原因になりうるとは、全くの予想外でした。

しかし、石鹸以上に強力なのは、合成界面活性剤を使った合成洗剤です。第1章に掲載した図表5をご覧いただけたと思いますが、現在、固形石鹸の使用量は減少し、液体シャンプー類、ボディソープ類の販売量は右肩上がりに伸びています。筆者のような門外漢でもこのようなことを感じとることができるのですから、医学界、美容業界、洗剤業界、食品業界などに従事していらっしゃる専門家の皆さんには、もっと正確な情報を発信して欲しいものです。

マスコミの皆さんも同様です。もっと大々的に取り上げなければならない、この旧「茶のしずく石鹸」に関する事件は、発生からまだ一年も経っていないというのに、被害者の輪の中だけの問題として、なぜかうやむやに終わってしまいそうな気がしています。

筆者は、解剖生理学、臨床栄養学など、管理栄養士国家試験に関する全科目を教えているといっても、決してアレルギーの専門家ではありません。しかし、専門家でないからこそ書けることもあろうと思い、あえて、花粉症をテーマにこの本を執筆しました。

もちろん、アトピー性皮膚炎や喘息の皆さんにも通じる内容ですから、実践することで、必ず症状は良くなります。いずれ、アトピー性皮膚炎や、リウマチなどの膠原病にも光をあてて、『「脱！アレルギーサイクル」のすすめ』として、既存のシリーズに加えようと思っています。

これまで、「がん」を自らの体験から、「高血圧」を栄養学の立場から、出版させていただきました。今後も、糖尿病、膠原病、うつ病、腎臓病、肝臓病、内分泌疾患など、書いてみたいテーマは山ほどあります。

筆者は、「治らない病気はない」と、生真面目に思っています。「食」という、人の生命を支える大切なテーマを軸に、様々な病気を解き明かし、解決の糸口を提示したい。筆者はそのように考えています。

筆者は常に専門家とは違う視点でものを考えているため、医療の現場で活躍している管理栄養士の皆さんを困惑させることも、しばしばあります。それでも、「専門家ではないからこそ、伝えられることがある」と、研鑽を続けています。ぜひ、次回作も楽しみにしてください。

今回は、花伝社の佐藤恭介氏の「薬を飲むとモヤモヤとする」という言葉が後押しとなって、筆をとりました。いつもながら的確にアドバイスしていただき、非常に感謝しています。また、〝型破り〟な内容にもかかわらず、温かく見守っていただいています、花伝社社長の平田勝氏、執筆にいつも協力してくれています、鈴木博子氏、SGS管理栄養士の田上朋夏氏に厚くお礼申し上げます。

二〇一二年二月

SGS㈱代表取締役会長　安部隆雄

安部隆雄（あべ・たかお）

1980年、現SGS（商工技能振興会）の前身となる人材教育会社創人教育システムを設立。その一環として国家資格である管理栄養士などの養成講座を西日本地区で展開し、講師として活躍。基礎栄養学、臨床栄養学をはじめ全科目を一人で講義する独自のスタイルは創業以来一貫しており、担当した講義科目は50におよぶ。1998年、全国に教室を広げ、2002年、同社代表取締役会長に就任。2011年5月現在、世に送り出した管理栄養士の数は6,000人を超える。

1990年、がん宣告を受け、生命の偉大さやその根幹である食の大切さを痛感。この体験から、独自の「健康サイクル」を考案し、講義、講演活動を精力的に続けている。指導歴32年、自称日本一移動距離の長い講師として、管理栄養士の受験対策講座に加え、管理栄養士スキルアップのための講座も開講するなど、台所に健康栄養学を普及するための人材育成に努めている。

著書『「脱！がんサイクル」のすすめ』、『「脱！高血圧サイクル」のすすめ』『管理栄養士・コメディカルのための健康サイクル入門』（以上、花伝社）

これでスッキリ「脱！花粉症」——今年でお別れ、5つの法則

2012年4月 1日　初版第1刷発行
2013年5月20日　初版第3刷発行

著者 ——安部隆雄
発行者 —平田　勝
発行 ——花伝社
発売 ——共栄書房
〒101-0065　東京都千代田区西神田2-5-11出版輸送ビル2F
電話　03-3263-3813
FAX　03-3239-8272
E-mail　kadensha@muf.biglobe.ne.jp
URL　http://kadensha.net
振替 ——00140-6-59661
装幀 ——黒瀬章夫
印刷・製本—シナノ印刷株式会社

ISBN978-4-7634-0630-9 C0047